王树权 著译

图註八十一難経譯

中国中医药出版社

·北 京·

图书在版编目（CIP）数据

图注八十一难经译/王树权著译. —北京：

中国中医药出版社，2010.1（2023.5 重印）

ISBN 978 – 7 – 80231 – 779 – 6

Ⅰ. 图… Ⅱ. 王… Ⅲ. 难经 – 图解 Ⅳ. R221.9 – 64

中国版本图书馆 CIP 数据核字（2009）第 196085 号

中国中医药出版社出版

北京经济技术开发区科创十三街 31 号院二区 8 号楼

邮政编码　100176

传真　010-64405721

廊坊市祥丰印刷有限公司印刷

各地新华书店经销

开本 880×1230　1/32　印张 6.875　字数 200 千字

2010 年 1 月第 1 版　2023 年 5 月第 7 次印刷

书号　ISBN 978 – 7 – 80231 – 779 – 6

定价　25.00 元

网址　www.cptcm.com

服 务 热 线　010-64405510

购 书 热 线　010-89535836

维 权 打 假　010-64405753

微信服务号　zgzyycbs

微商城网址　https://kdt.im/LIdUGr

官 方 微 博　http://e.weibo.com/cptcm

天猫旗舰店网址　https://zgzyycbs.tmall.com

如有印装质量问题请与本社出版部联系（010-64405510）

内容提要

　　《难经》文辞古奥，不易理解，历代注家纷纭。《图注八十一难经》为明代张世贤所撰，本次出版以江阴宝文堂版为底本校注而成。宝文堂本《图注八十一难经》云由晋代王叔和校注，显系托名。本次出版所用"图注"为锦章书局《校正图注难经脉诀》原图。

　　《图注八十一难经译》每难由原文、图注、注释、语译、按语五部分组成，经语译、注释之后，易于今人理解。

前　言

在中医学伟大宝库中，医书典籍之繁，汗牛充栋。《难经》名《八十一难》，是一部阐述《黄帝内经》中有关脉学、经络、脏腑、腧穴、疾病、针法等问题的著作，在中医学宝库中，是最为珍贵的典籍之一。

《八十一难经》相传为春秋时秦越人（扁鹊）所著，而在《史记·扁鹊传》和《汉书·艺文志》均无记载。再说，"秦越人"乃是众医家的偶托代表，并非某人。《八十一难经》在当时的历史情况下久经辗转，修改整理，不断充实，逐步完善，将成书托名"秦越人"传流后世。《八十一难经》成书在《黄帝内经》之后，对《黄帝内经》的学术理论作了进一步充实和发挥；对脉法，经络流注，营卫三焦，荣腧经穴，用针补泻等方面的学术发展起了积极的推动作用。例如"命门"这一名词，虽然最早见于《黄帝内经》，但与以后的命门学说完全无关。所以有关命门的记载，最早应该从《八十一难经》算起。在第八难中谈道："诸十二经脉者，皆系于生气之原。"并指出："所谓生气之原者，谓十二经之根本也，谓肾间动气也。"第三十六难又讲："左者为肾，右者为命门。命门者，谓精神之所舍，原气之所系也。"并讲了"男子以藏精，女子以系胞"的作用。又在第三十九难中，强调了肾为万物之元的重要。这些引起了"命门即右肾"和"命门在两肾之间"的争论，虽然在临床方面没有什么实际意义，但这对后世把命门和相火的作用联系起来，强调命门主火的作用，有重要意义。命门学说促进了中医学理论的发展。《八十一难经》成书在《伤寒杂病论》以前,张仲景在《伤寒杂病论》序中提到了《八十一难》之名。

本书以"原文"、"图注"、"注释"、"语译"、"按语"等几项内容构成。

本书"原文"均以《校正图注难经》为蓝本,别本为参考。原书以质疑问难形式对"八十一难"一一进行讲解(并非如《黄帝内经》有问有答,而是提出问题,即进行讲解)。《黄帝内经》开篇是,黄帝"问于天师曰",黄帝向天师岐伯提出问题后,"岐伯对曰",岐伯回答,是问答形式。《八十一难经》是,说出假设的问题,直接解释。"全书五卷十三篇,共八十一难,一至二十二难论脉,二十三至二十九难论经络,三十至四十七难论脏腑,四十八至六十一难论病,六十二至六十八难论穴道,六十九至八十一难论针法。凡人体内脏的作用,虚实邪正的变化,以及诊脉治病的方法,都有论述。而两手寸口诊脉,也是难经的创作,至今仍旧沿用。"

本书"图注"均为《校正图注难经脉诀》(锦章图书局印行)一书中原图,为保持其原貌,未加校正。

在"注释"时,参考各家,力求易懂、浅显、精要;文字注释以原文为基点,难字注音。

本书"语译"在段落、句型、标点诸方面尽量与原文相一致。在意译上,力求准确,究根求原,在"懂"字上努力探求,使这一文辞古奥,年代久远的中医学经典著作跨越历史条件的限制,发挥新的作用。

在每难"语译"后,谈对本难的体会,并进行必要的讲解。"按语"中,对一些问题提出个人的见解,共同商榷,以供参考。

《八十一难经》问世以来,历代医家纷纷注解、校勘,诸家各抒己见。今余学习众医家，提出自己的拙见，由于水平所限，虽尽全力，谬误难免，批评指正者，均是吾师。

王树权

序

　　考《图注八十一难经》为明·张世贤撰。《难经》之名，始见于《隋志》，王叔和为晋人如何校《图注难经》？江阴宝文堂之版刻吾有疑焉。

　　夫《难经》八十一篇，辞简意赅，如荣卫度数，尺寸位置，阴阳王相，脏腑内外，脉法病能，经络流注，针刺腧穴，昔人有以十三类统之，此经大无不包，细无不举。

　　王君树权，研究《难经》造诣颇深，鉴于《八十一难经》历代注家纷纭，而各抒己见，惟古文邃奥难明，因有语译之志，以广《难经》之传，使读者登堂入室，以探医家之妙，更能唤起学习内、难之热潮，则其功德实为大矣。

　　余侧身中医之林，历五十寒暑，而后方知医之学问舍内、难、伤寒、金匮则无出路之可言，事实如此，故愿为之序，以告读者。

刘渡舟
1991 年 4 月 24 日于北京

再版感言

　　《图注八十一难经译》再版刊出，使我有机会做修订，改正书中的几处错误字句及标点，感谢中国中医药出版社给了我这样的机会。

　　一九九一年，也是这样一个春天，北京中医药大学著名教授刘渡舟将"序"文给我，他面带全国政协和全国人大"两会"春风，使我备受鼓舞。我告诉刘老，中国书法家协会主席王遐举老先生为此书题写了书名，他也感到欣喜。中华医药是全人类的瑰宝，中医学珍贵的典籍理应受到重视。

　　十数年来，我经常忆起我和刘老之间的友谊，促我奋进，笔耕不辍。繁荣昌盛的祖国在一个春天接着一个春天里腾飞向前，中医药事业驾着春风不断发展，为中医药事业尽匹夫之力是我们应负之责。

　　在此感谢帮助过我的人们。谢谢！

王树权

2009 年 11 月 15 日于北京

目录

第一难

论切脉独取寸口以诊断疾病的原理

【原文】一难曰：十二经皆有动脉，独取寸口，以决五脏六腑死生吉凶之法，何谓也？

然寸口[1]者，脉之大会，手太阴之脉动也。人一呼脉行三寸，一吸脉行三寸，呼吸定息，脉行六寸。人一日一夜，凡一万三千五百息[2]，脉行五十度，周于身。漏水下百刻，荣卫[3]行阳二十五度，行阴亦二十五度，为一周也，故五十度复会于手太阴。寸口者，五脏六腑之所终始，故法取于寸口也。

【注释】

〔1〕寸口：切脉部位的名称，亦称"脉口"、"气口"。在腕关节桡动脉搏动处。以"中指同身寸"计算，寸口长共一寸九分，故名。

〔2〕一日一夜，凡一万三千五百息：此数字与一日一夜正常人生理息数不相符合，但是，若按古代针刺留针以深呼吸计，每分钟9～10次计算，则一日一夜息数约为一万三千五百息左右。

〔3〕荣卫：指荣气、卫气。荣与"营"通，亦作"营卫"。荣卫，就是营养状况和对外界环境的适应机能。

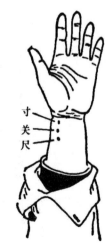

手部寸、关、尺三部图

【语译】一难说：十二经都有动脉，单独切按寸口的脉象，诊断五脏六腑疾病的轻重和预后良恶，这是什么道理呢？

如此寸口部位，是十二经脉之气总会合的地方，为手太阴肺经经脉的搏动处。健康人一呼脉气行三寸，一吸脉气也行三寸，一次呼吸完成，脉行六寸。人在一昼夜中，一般呼吸一万三千五百次，经脉之气环行五十周，环绕全身。在漏水下百刻的时间里（漏水，即铜壶滴漏。古人用铜壶贮水，水滴下漏于受水壶，壶中铜人抱一漏箭，箭上按每日百刻为计时标准。漏水下百刻，即一昼夜的时间），荣气和卫气在白天循行二十五周次，在黑夜也循行二十五周次，总称一周，所以五十周次重又会于手太阴肺经的寸口。寸口部位，是五脏六腑气血循环的起止点，所以诊脉采用独取寸口的诊法。

2

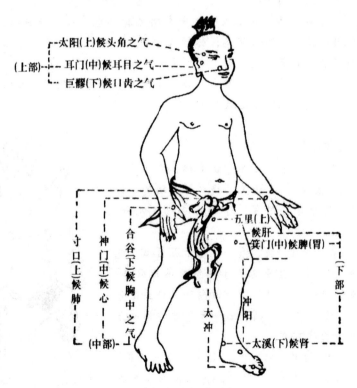

三部九候切脉部位的示意图

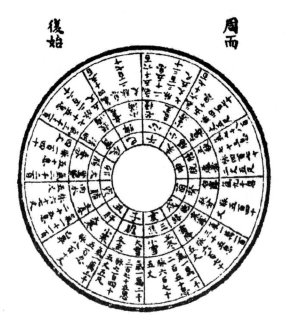

一难经脉荣卫度数图

　　【按语】中医诊病以按病人的脉搏的"脉诊"诊察体内外一切变动的情况。诊脉，全靠医生手指的灵敏触觉来体验，因此，这一诊法除了要熟习脉诊的一切理论之外，还要经过实地练习，能准确地分别部位和脉象，做到既有理论，又有技巧。

　　脉诊古有遍诊法、三部诊法和寸口诊法三种。后世则以寸口诊法为主。现在，中医切脉部位在腕部的寸口脉（桡动脉）。中医将寸口脉分为寸、关、尺三部。医生切脉时，让病人端坐或平卧，令病人手臂向上平放，使手臂与心脏置于同一水平。医生以左手切患者右手寸口脉，再以右手切左手寸口脉。切脉时先以中指定位在腕后突起的一块高骨（即桡骨茎突）内侧的关部（中），再以食指取寸部（前），无名指取尺部（后）。为了更好地了解脉搏的性质，医生在寸、关、尺三部采取不同的压力，即轻指力、中等指力或重指力等方法来了解脉搏动的情况。

中医经典著作《黄帝内经》中的《素问·三部九候论》记载了"三部九候"切脉法。此法将人体分为头、手、足三部，每部又分天（上）、地（中）、人（下）三候。

上部
（头部）
- 天（头部上）——两额之动脉（太阳穴），候头角之气。
- 地（头部中）——耳前之动脉（耳门穴），候耳目之气。
- 人（头部下）——两颊之动脉（巨髎穴），候口齿之气。

中部
（手部）
- 天（手部上）——手太阴脉（寸口），以候肺。
- 地（手部中）——手少阴脉（神门穴），以候心。
- 人（手部下）——手阳明脉（合谷穴），以候胸中之气。

下部
（足部）
- 天（足部上）——足厥阴（五里穴、太冲穴），以候肝。
- 地（足部中）——足太阴（箕门穴、冲阳穴），以候脾胃。
- 人（足部下）——足少阴（太谿穴），以候肾。

4

古代医家企图通过候十二经脉来诊察所属脏腑的病症。"十二经皆有动脉"，是说人两手、足各有三阴三阳之经，各有会动之脉可以触摸按压。动脉，指经脉循行部位上的搏动处，若用手触摸可以应手。如手太阴脉动中府、云门、天府、侠白；手阳明脉动合谷、阳溪；手少阴脉动极泉；手太阳脉动天窗；手厥阴脉动劳宫；手少阳脉动禾髎；足太阴脉动箕门、冲门；足阳明脉动冲阳、大迎、人迎、气冲；足少阴脉动太溪、阴谷；足太阳脉动委中；足厥阴脉动太冲、五里、阴廉；足少阳脉动下关、听会。

"独取寸口"是只用人迎寸口诊法。这是候人迎（颈动脉）和寸口（桡动脉）两部分脉象并相对照的一种切脉法。医家认为寸口主中，候阴；人迎主外，候阳。医生诊察时，比较这两处脉象的位、数、形、势，以此来诊察病的阴阳属性与病在哪经。"独取寸口"这种方法已较遍诊法有相当进步。

古人认为经脉始于肺，"肺朝百脉"，因为心主血脉，肺主气，血随气行，就是说肺能辅助心脏，调节人体的血液循环，从而使气血和顺，五脏协调，所以十二经脉的气血的运行都与肺气有着直接关系。五脏六腑有病，人体气血运行失常，手太阴肺经脉就会发生变化，反映于寸口。肺主气是由于人生命的维持，虽然依赖水谷等营养物质的给养，但如果没有肺脏吸入天空之气，就不能使水谷精气发挥维持生命的作用，人的"真气"就丧失了。另外，肺有呼吸机能，在一呼一吸为一息的时间里，脉行六寸。人在一昼夜，一般呼吸一万三千五百息，而人体经脉共长十六丈二尺，按一息行六寸计算，环行一周次需要二百七十息。一万三千五百息，脉行五十周次，环绕全身。

"漏水下百刻"是一昼夜。中医的阴阳学说认为，任何事物都具有既对立又统一的阴阳两个方面。天地、万物亦不出阴阳变化的道理。一日一夜，昼为阳，夜为阴。荣卫，是指荣气、卫气。荣气，它运行在血脉之内，能促进血液周流、资助卫气以发挥卫外的力量。卫气，它在人体的功能是温暖肌肉，充润皮肤，肥盛腠理，司理汗孔的启闭。荣与"营"通，营主营养；卫是保卫，抵御外邪，调节内外环境。营卫，就是营养状况和适应机能，在这里"荣卫"就是"脉"。人若血盛则形体亦盛，血周流循环，营养全身，身体强壮有力，能战胜邪气，适应环境；反之，血衰则形体亦衰，适应机能也就降低了，这些均可通过"脉"来诊察。

"漏水下百刻，荣卫行阳二十五度，行阴亦二十五度，为一周也，故五十度复会于手太阴。"是以"人与天地相应"的理论作指导，以天喻人。"人与天地相应"这一思想认为，一年阴阳升降，会于立春；一日阴阳晓昏，会于寅时；一身荣卫还周，会于手太阴。脉行周身毕，即漏水百刻亦毕；一日一夜漏刻尽，天明日出东方；脉行其经络，注手太阴、阳明，阳明注足阳明、太阴，太阴注手少阴、太阳，太阳注足太阳、少阴，少阴注手心主少阳，少阳注足少阳、厥阴，厥阴复还注手太阴，如此周而复始。手太阴肺脉上的寸口部位，是五脏六腑的荣卫环绕运行的终始部位，所以诊脉采用独取寸口的方法。

"独取寸口"这一方法简便易行，概括性强，至今仍为广大医家所采用。

5

第二难

论切脉的部位和阴阳属性

【原文】二难曰：脉有尺寸，何谓也？

然尺、寸者，脉之大要会也。从关至尺是尺内，阴之所治也；从关至鱼际[1]是寸口内，阳之所治也。故分寸为尺，分尺为寸。故阴得尺内一寸，阳得寸内九分，尺寸终始，一寸九分，故曰尺寸也。

【注释】

〔1〕鱼际：手掌拇指侧肌肉隆起处称为鱼，鱼的边缘称为鱼际。鱼际穴在拇指掌指关节后第一掌骨（手掌面）的二分之一的地方。

【语译】二难说：诊脉部位有尺和寸的名称，这是什么意思呢？

尺和寸的部位，是五脏六腑脉象会合地。从关部到尺泽部分是尺部的范围，属于阴气所管理；从关部到鱼际是寸部的范围，属于阳气所管理。所以，分开关部以上一寸向下就是尺部；分开关部以下的一尺向上就是寸部。阴只取尺内的一寸，阳只取寸内的九分，尺和寸的起止（以"中指同身寸"计算，即使患者中指与大指连作环状，以中指中节侧面二头横纹尽处折作一寸）共长一寸九分，因此称尺、寸。

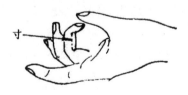

中指同身寸量取法图

【按语】此难谈切脉的部位，何谓寸、关、尺及其阴阳属性。

尺和寸的部位，是五脏六腑脉象重要的总会合地方。人身动脉虽多，惟此"寸口"的寸、关、尺三部，独长一寸九分。关是古代在边境出入的地方设置的处所，以示分界，切脉部位的关，是尺和寸的分界。仰掌，将肘部微屈，在肘窝肘横纹上，肱二头肌腱外侧处有尺泽穴。自尺泽至手掌拇指侧肌肉隆起处的边缘（拇指本节后，内侧陷中）鱼际穴，得同身寸为一尺一寸，自肘前一尺为阴位，鱼际后一寸为阳位。手太阴动脉，前不及鱼际横纹一分，后不及肘中横纹九寸，长只有一寸九分（1 寸 = 10分）。古人于肘前一尺内取含手太阴动脉的一寸，叫尺；于鱼际后一寸内，取含手太阴动脉的九分，因从一寸中取得所以叫寸。关的位置在尺、寸之间，正当掌后高骨（桡骨茎突）内侧下方。关分开了尺和寸，也是阴阳的分界，关后为阴，关前为阳；尺在关后，所以说"阴之所治也"。寸在关前，所以说："阳之所治也。"

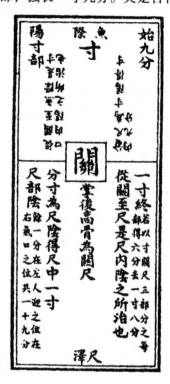

二难脉有尺寸之图

7

第三难

论反常脉象

【原文】三难曰：脉有太过，有不及，有阴阳相乘，有覆[1]，有溢[1]，有关[2]，有格[2]，何谓也？

然关之前者，阳之动也，脉当见九分而浮。过者，法[3]曰太过；减者，法曰不及。遂上鱼为溢，为外关内格，此阴乘之脉也。关之后者，阴之动也，脉当见一寸而沉。过者，法曰太过；减者，法曰不及。遂入尺为覆，为内关外格，此阳乘之脉也。故曰覆溢，是其真脏之脉，人不病而死也。

【注释】

〔1〕覆、溢：覆，覆盖；溢，满溢。脉搏深入尺部，称覆脉；脉搏上冲达到鱼部，称溢脉。

〔2〕关、格：关，关闭。格，格拒。关、格都是指阴阳隔阻不通的危象。

〔3〕法：正确诊断。医学的规范可以视为"医学法律"。法，正确诊治；律，误诊失治之责。

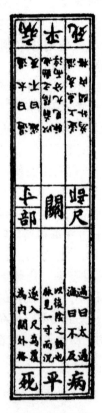

三难关格覆溢之图

【语译】三难说：脉象有太过，有不及，有阴（尺）阳（寸）之脉互相乘袭、侵犯，有下覆、上溢，有关闭、格拒，这些脉象的具体情况是怎样的，原理及其在诊断上有什么意义呢？

关部前（寸部），是阳脉搏动之处，脉形应该长九分而现浮象。超过九分的，确诊认为太过；不满九分的，正确诊断为不及。直向上冲达到鱼际（出一寸，所以太过）为溢脉，这是由于阳气被关闭于外而阴气格拒于内，为阴盛乘袭阳脉的脉象。关部后（尺部），是阴脉搏动之处，脉形应该长一寸而现沉象。超过一寸的，诊断为太过；不满一寸，诊断为不及。直向下行超过一寸，甚至从关部至尺泽都可以触摸到的称为覆脉，这是由于阳气被关闭于内而阴气格阻于外，为阳盛侵犯阴脉的脉象。因此说覆脉和溢脉，都是真脏脉，病人虽然外形没有明显症状，而往往也会死亡。

【按语】诊脉，首先应识别正常的脉象，然后才能进一步辨别病脉。

正常人的脉象，应该是柔和、协调、往来均匀，既不急促，也不过慢，不阔不窄，不高不低，一息之间脉来四至或五至，是为无病本脉。

本难主要讲覆脉与溢脉，是人体阴阳不协调，在脉象上出现的太过或不及。若覆溢之微，虽发生隔阻的表现，未至危殆。若覆溢之甚，藏气已绝，其真形独现于外，是真脏之脉，不必在外形显出疾病症状，往往就会死亡。

脉是血中之气。食物入胃，其营养物质被血液输布全身。全身的气血运行，必须通过经脉的先导作用才能完成，经脉不仅是血液流行的隧道，而且与气息（即呼吸时所出入的气）息息相关。人体各种病的脉象，都是通过经脉的变化反映出来。"真脏脉"不仅是经脉一般变化的反映，而且是脏腑本身功能到了"一蹶不振"地步的表现。之所以叫做"真脏脉"，是因为这种脉象是脏腑真气（即元气或正气）衰败之极的表现。凡是出现"真脏脉"，都足以说明脉中已经不存在胃气了。

阴和阳，是互相作用，相互联系的。阴阳的正常关系被破坏，就是病变。从脉的形象与病的症状的关系来说，也很明显。如阳热病见阴虚脉，阳愈亢，阴愈虚，这样的病变危险性较大。相反，本是个阴寒病，却出现阳热的脉，由阴变阳，由衰弱转为亢进，是机能好转的征兆，虽一时病重，但从预后看，大多不妨事。若仅有尺脉的搏动，上不到关脉的，说明阴精（即构成人体正常生理活动所需要的各种各类物质）已经衰绝于下，无力上升。若仅有寸脉的搏动，下不到关脉的，说明阳气（即人体生理功能）已经衰竭于上，无力下降。这是属于"阴阳离决"的病变，整个身体有垮台的危险。

由于医疗技术的不断发展，对某些危重的疾病已有较多的抢救办法，不可认为出现败脉已是死证，而不积极救治。再者，中医诊断学的基本内容，包括四诊、八纲和证候分类等内容，它们是互相关联的。医病诊断不能错误地把四诊割裂开，必须要做到望、闻、问、切四者俱备，断不能以一诊代替四诊。无论多高明的医生，都必须以证候为辨证的基础。要详细搜集证候资料，要四诊合参。

第四难

论阴阳脉的诊断

【原文】四难曰：脉有阴阳之法，何谓也？

然，呼出心与肺，吸入肾与肝，呼吸之间，脾受谷味[1]也，其脉在中。浮者阳也，沉者阴也，故曰阴阳也。

心肺俱浮，何以别之？

然，浮而大散者心也；浮而短涩者肺也。

肝肾俱沉，何以别之？

然，牢而长者肝也，按之濡[2]举之来实者肾也，脾主中州，故其脉在中，是阴阳之法也。

脉有一阴一阳，一阴二阳，一阴三阳；有一阳一阴，一阳二阴，一阳三阴。如此之言，寸口有六脉俱动耶？

然，此言者，非有六脉俱动也，谓浮、沉、长、短、滑、涩。浮者阳也，滑者阳也，长者阳也；沉者阴也，短者阴也，涩者阴也。所谓一阴一阳者，谓脉来沉而滑也，一阴二阳者，谓脉来沉滑而长也，一阴三阳者，谓脉来浮滑而长，时一沉也；所谓一阳一阴者，谓脉来浮而涩也，一阳二阴者，谓脉来长而沉涩也，一阳三阴者，谓脉来沉涩而短，时一浮也。各以其经所在，

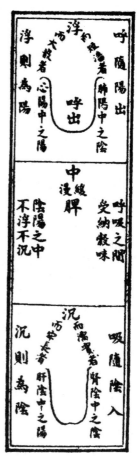

四难脉有阴阳之图

名病逆顺也。

【注释】

〔1〕谷味：中国人食品以谷物（粮食）为主。中医认为"水谷皆入于胃"，在功能上，胃主腐熟水谷，经过胃的作用，水谷形成的营养物质，即谷味，由脾运化。

〔2〕濡（rú）：迟滞。

【语译】 四难说：诊脉有辨别阴阳的方法，是如何区分的呢？

向外呼气的时候与心肺两脏有关，向里吸气的时候与肾肝两脏有关，呼吸之间，脾脏接受精气，它的脉位在中部。浮脉属阳，沉脉属阴，所以说脉有阴阳脉象的区别。

心、肺脉都是浮脉，应该怎样区分呢？

浮脉而脉形较大且有放散之感，为心脉；浮脉而脉体较短且略感滞涩的，是肺脉。

肝、肾脉都是沉脉，应该怎样区别呢？

牢而脉形较长的是肝脉；重按较濡，举指轻按时又较有力的是肾脉。脾主中焦，所以它从容和缓的脉象包含在浮沉之中，这就是诊断脉象阴阳的方法。

脉象有一阴一阳，一阴二阳，一阴三阳；又有一阳一阴，一阳二阴，一阳三阴。照这样的说法，难道寸口部位有六种脉象一起搏动吗？

这样讲，并不是说六种脉象一起搏动，而是说脉有浮、沉、长、短、滑、涩六种形象。浮是阳脉，滑是阳脉，长是阳脉；沉是阴脉，短是阴脉，涩是阴脉。所谓一阴一阳，是说脉来沉而兼滑，一阴二阳，是说脉来沉兼滑而长，一阴三阳，是说脉来浮滑而长，有时出现一沉；所谓一阳一阴，是说脉来浮而兼涩，一阳二阴，是说脉来长而兼沉涩，一阳三阴，是说脉来沉涩而短，有时可见一浮。应该分别根据各脏腑相应部位脉象的变化，来判断疾病的顺逆。

【按语】 在三难中就指出：食物入胃，其营养物质被血液输布全身。全身的气血运行必须通过经脉的先导作用才能完成，经脉不仅是血液流行的隧道，而且是与气息，息息相关的。此难将五脏的脉象按阴阳进行了分类。"呼出心与肺"并不是说气自心肺而出，因为肾肝在膈下，其气因呼而上至心至肺，所以说"呼出心与肺"。心肺在膈上，其气随吸而入至肾至肝，故"吸入肾与肝"。呼者因阴出，吸者随阳入，其呼吸阴阳，相随上下，经历五脏之间。脾脏中医认为它具有为胃运化水谷精气及输布津液的功能，所以说脾"受谷味也"。脾是生脉之原，主中州，所以脉现中部。心肺脉象，浮取可得，因此称阳脉；肝肾的脉象，沉取始见，因此称阴脉。此种分法，后世应用较少。

　　轻手按于皮肤之上即见的脉，叫浮脉。沉脉须重手按至肌肉之间始见。脉过于本位谓之长，不及本位谓之短。按之往来流利，迟而有力的脉是滑脉，有"滑脉如珠，往来旋转"的说法。涩脉，细而迟，往来难。此难前引五脏之脉，以应五行，后又引三阴三阳之脉，以应六气（即风、热、火、湿、燥、寒）。对六脉互见之象，此难但举其例而言，其错综复杂，并不一定如此。经脉是内脏与体表的联接通路，手足三阴三阳经络系在病理上的活动规律，与肢体和脏腑的病变有关。"各以其经所在，名病逆顺也"是说，应该分别根据各脏腑相应部位的脉象变化，来判断疾病；从脉证的相应与相反，以辨疾病的顺逆。脉证相应为顺，相反为逆。如病属有余之证（实证），脉应浮洪数实，是谓脉证相应，为顺证，若反见沉细微弱的脉，是为脉证相反，为逆证。

13

第五难

论诊脉指法的轻重

【原文】五难曰：脉有轻重，何谓也？

然，初持脉如三菽[1]之重，与皮毛相得者，肺部也。如六菽之重，与血脉相得者，心部也。如九菽之重，与肌肉相得者，脾部也。如十二菽之重，与筋平者，肝部也。按之至骨，举指来疾[2]者，肾部也。故曰轻重也。

【注释】

〔1〕菽（shū）：豆类的总称。

〔2〕疾（jí）：急速；猛烈。

【语译】五难说：诊脉的指法有轻有重，轻重怎样掌握呢？

开始触摸脉时，按下三指的指力如三粒大豆的重量，轻轻按在皮毛上就可触到的，是肺脉；如六粒大豆的重量，按至血脉所触到的，是心脉；如九粒大豆的重量，按至肌肉可以触到的，是脾脉；如十二粒大豆的重量，按至与筋相平可触到的，是肝脉；按至骨骼，指上举时脉来有力而急促的，是肾脉。所以说诊脉的指法是讲究轻重的。

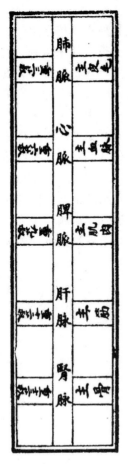

五难脉有轻重之图

【按语】本难讲述了诊脉的基本指法。医生以手指灵敏的触觉来体验病者寸口脉搏时，要采取先轻手浮取（医生的三个手指好比在荚中累累相连的豆），手指的指力以一粒大豆的重量按下，以后逐渐加重指力，这样是为了体察不同深度的脉象变化。

中医学运用阴阳五行（即木、火、土、金、水）学说来说明人体内脏相互资生、相互制约的关系；以五行归类法来说明人体各部分之间，以及人与外在环境之间的相互联系。以五行比拟人的五脏（肝、心、脾、肺、肾），从而联系人的"五体"（筋、脉、肌肉、皮毛、骨），以体现其相应关系。阴阳五行学说认为，肺主皮毛、心主血脉、脾主肌肉、肝主筋、肾主骨，所以它们的脉搏在寸口的层次，是由浅入深的，可以从不同深度，来体察、了解五脏的状况。

"按之至骨，举指来疾者，肾部也。"医生三指用力按至骨骼，则血脉不能过于指下，微举其指，血脉顿疾向前，可见肾气蒸动，勃不可遏，所以说是肾部脉。

中医的切脉，主要根据医生自身的直接感觉，由于缺乏客观标准，因此难于一致。

15

第六难

论脉的阴阳虚实

【原文】六难曰：脉有阴盛阳虚，阳盛阴虚，何谓也？

然，浮之损小[1]，沉之实大，故曰阴盛阳虚。沉之损小，浮之实大，故曰阳盛阴虚。是阴阳虚实之意也。

【注释】

〔1〕损小：损，不足；小，细弱。

【语译】六难说：脉象有阴盛阳虚，阳盛阴虚，怎样诊断呢？

浮取脉象细小不足较弱，沉取脉象坚实洪大，所以说是阴盛阳虚。沉取脉象软弱细小不足，浮取脉象坚实洪大，所以说是阳盛阴虚。轻手取得阳分，重手取得阴分，不拘何部，这就是从脉的部位、形象来分辨脉搏阴阳虚实的意义。

【按语】浮、沉是指轻按、重按。盛、虚是太过、不及。医家诊脉以浮、沉、迟、数为之则，断定整体的阴阳虚实最重要。浮沉是以手指按下的轻重，靠指端感觉

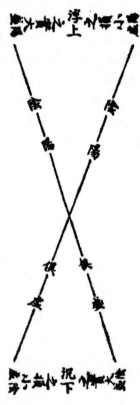

六难脉有阴阳虚实之图

得知；迟数是以正常人一息中的脉至次数来断定。一息脉来三至是迟脉，一息脉来六至是数脉。

前几难论阴阳平脉而及于病脉，此节专论阴阳虚实太过和不及，阴阳之诊断方法似乎相同，而平病微甚各异，不可不察。

第七难

论王脉与时令的关系

【原文】七难曰：经[1]言少阳之至，乍[2]大乍小，乍短乍长；阳明之至，浮大而短；太阳之至，洪大而长；太阴之至，紧大而长；少阴之至，紧细而微；厥阴之至，沉细而敦。此六者是平[3]脉也？将病脉耶？

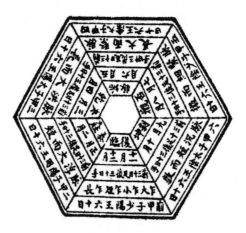

正二月陽氣漸盛其
候始喧三四月陽氣
太盛其候已熱五六
月陰氣初王時候濕
暑七八月陰氣漸盛
其候清凉九十月陰
氣極盛其候寒凝十
一二月陽氣尚微時
候尚寒故脉不同也

七难六甲王脉之图

然皆王^[4]脉也。

其气以何月各王几日？

然冬至后得甲子^[5]，少阳王；复得甲子，阳明王；复得甲子，太阳王；复得甲子，太阴王；复得甲子，少阴王；复得甲子，厥阴王。王各六十日，六六三百六十日，以成一岁。此三阴三阳之王，时日大要也。

【注释】

〔1〕经：古代有关医学理论的书籍，即古代医经。本难所言，指《黄帝内经》。

〔2〕乍（zhà）：即"忽"、"或"，忽然的意思。

〔3〕平：正常。

〔4〕王：王，通"旺"字，有旺盛的意思。王脉是正当时令的脉象。在不同的时令里，人体适应环境的正常变化，有不同的"王脉"相应。

19

〔5〕甲子：甲，为十天干之首；子，为十二地支之首。以十天干配十二地支，从甲子日起，到癸亥日止，共六十天。

【语译】七难说，《内经》上说，少阳时令，脉搏的形态是忽大忽小，忽短忽长；阳明时令，脉搏的形态是浮大而短；太阳时令，脉搏的形态是洪大而长；太阴时令，脉搏的形态是紧大而长；少阴时令，脉搏的形态是紧细而微；厥阴时令，脉搏的形态是沉细而紧。这六种脉象是正常人的脉，还是病人的脉呢？

这都是与时令相应的兴旺脉。

它和时令相适应是在哪些月份，王多少天？

从冬至节以后，每逢第一个甲子日以后，是少阳当王，再逢第二个甲子日以后，是阳明当王；再逢第三个甲子日以后，是太阳当王；再逢第四个甲子日以后，是太阴当王；再逢第五个甲子日以后，是少阴当王；再逢第六个甲子日以后，是厥阴当王。每一经当王时间各为六十天，六个六十天共是三百六十天，就增加一岁。这就是三阴三阳当王时日的大概情况。

【按语】中医学认为，自然界中的一切变化都可以影响人体并与之相应；以天地间的一些自然现象来解释人体的一些解剖生理病理等现象，认为人身是一个小天地，因而把人与天地等同起来。中医学将正常人适应外界环境变化的能力，而在不同的时令里，表现出来的不同脉象，称为"王脉"。

一年中，不同的时令有着不同的气候变化，古人认为，"风、热、火、湿、燥、寒"六气影响着人体，所以用六气结合地支，以说明一年中的正常气候变化。六气主时，固定不变，所以称为"主气"，即主时之气。

六气主时，分为六步，二十四节气分属于六步之中（因月有大小，而节气一定，所以按二十四节分），从大寒日开始推算，四个节转一步。它的顺序是，初之气厥阴风木，二之气为少阴君火，三之气少阳相火，四之气太阴湿土，五之气阳明燥金，终之气为太阳寒水。用六气说明一年之中的气候变化，一气主六十日又八十七刻半。六气、六步与二十四节关系，可见下表。

20

六步、六气与二十四节关系表

六　步	初	二	三	四	五	终
六　气	厥阴风木	少阴君火	少阳相火	太阴湿土	阳明燥金	太阳寒水
节　序	大立雨惊寒春水蛰	春清谷立分明雨夏	小芒夏小满种至暑	大立处白暑秋暑露	秋寒霜立分露降冬	小大冬小雪雪至寒

本难按岁有十二月，人有十二经，以阴阳升降之理，解释人在不同时令的脉象变化。把冬至后的六十天，称首甲子。正二月阳气渐盛，气候开始转暖，阳气上升；三四月阳气已盛，气候已热；五六月阴气初旺，气候湿暑；七八月阴气渐盛，气候清凉；九十月阴气极盛，气候寒凝；十一十二月阳气初微，气候尚寒，所以脉象"乍大乍小、乍短乍长"。医家运用阴阳五行说和"天人相应"来讲解人与自然的关系，因为天气由阳而阴，所以推论"王脉与时令的关系"是三阳后三阴。

根据"五运（五行配以天干）六气"推算，六气顺序应为：厥阴风木、少阴君火、少阳相火、太阴湿土、阳明燥金、太阳寒水。本难确实有误。

第八难

论寸口脉平而死的原理

【原文】八难曰：寸口脉平而死者，何谓也？

然，诸十二经脉者，皆系[1]于生气之原[2]。所谓生气之原者，谓十二经之根本也，谓肾间动气也。此五脏六腑之本，十二经脉之根，呼吸之门[3]，三焦[4]之原。一名守邪之神。故气者，人之根本也，根绝则茎叶枯矣。寸口脉平而死者，生气独绝于内也。

【注释】

〔1〕皆系：皆，都，全部；系，联系。

〔2〕生气之原：生气，指元气而言，亦称原气。原，本原、根源的意思。此言元气的根源。

〔3〕呼吸之门：门，作关键、门户讲。古人认为经脉始于肺，肺主气，此呼吸功能的关键，"呼吸之门"就好理解了。

〔4〕三焦：见第三十一难。

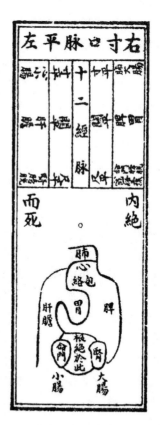

八难寸口脉平而死之图

【语译】八难说，寸口脉较正常而死亡的患者，是什么原因呢？十二经脉，都与元气相联系。所说的生气的根源，也就是十二经的根本，即两肾之间的动气。它是五脏六腑的本源，十二经脉的根源，呼吸功能的关键，三焦气化的动力。又可称之为具有防御外邪进犯的"守邪之神"。所以说人体的元气，是人生命的根本，如果根本已经断绝，茎叶也就枯槁了。寸口脉虽较正常而死亡的患者，是由于元气断绝于内的缘故。

【按语】此难指出肾气在人体生理上的重要意义。中医学认为，肾藏精，精是来源于水谷维持人体生命活动的基本营养物质，藏于肾，而又能随时供应五脏六腑的需要；生殖方面的精，是人类所以能够生育繁殖最基本的物质，也藏于肾，人体的整个生长发育过程都是与肾气（肾的功能）有关。十二经脉之所以根源于肾，主要是有赖于肾水（肾阴）、（肾阳）命火（即"命门之火"，命门是生命之本的意思）之相济。肾藏精，又主命门之火（心主"君火"，肾火对心而言，为"相火"），为人身元阴、元阳之气的所在，也就是说，五脏六腑和十二经脉，只有得此气（"肾间动气"）之助，才能各自发挥正常的生理功能。

古代学者吕广解释说："十二经皆系于生气之原，所谓生气之原者，为十二经本原也。夫气冲之脉者，起于两肾之间，主气，故言肾间动气；挟任脉上至喉咽，通喘息，故云呼吸之门；上系手三阴三阳为支，下系足三阴三阳为根，故圣人引树以设喻也。其三焦之原者，是三焦之府，宣行荣卫，邪不妄入，故曰'守邪之神'也。人以尺脉为根本，寸脉为茎叶，寸脉虽平，尺脉绝，上部有脉，下部无脉者，死也。"这一解释，清楚指出：人身十二经脉，全靠肾间动气以为生发长育。肾气犹存，好比树木之有根，枝叶虽枯，根本不坏，尚有生机。肾气未绝，则脉必有根。沉以候肾，尺以候肾，尺脉沉取应指有力的，是有根的脉象。诊脉时，尺脉有根无根是个重要问题。

22

第九难

论辨别脏腑疾病

【原文】九难曰：何以别知脏腑之病耶？

然，数[1]者，腑也；迟[2]者，脏也。数则为热，迟则为寒。诸阳为热，诸阴为寒。故以别之脏腑也。

【注释】

〔1〕数（shuò）：脉象名称。跳动速度快的脉搏，一呼一吸超过五次的为数脉。

〔2〕迟（chí）：脉象名称。脉搏速度慢，一呼一吸不满四次的为迟脉。

【语译】九难说：怎样从脉象来辨别脏腑的疾病呢？

数脉，是腑病脉；迟脉，是脏病脉。数脉是热证，迟脉是寒证。一般出现阳脉的是热证，出现阴脉的是寒证。因此根据脉象的迟数可以来辨别脏腑的疾病。

【按语】脉去来急促，一息过五至名数（shuò）；脉来去慢，一息三至称迟。此难按"数"为"阳"，"迟"为"阴"。

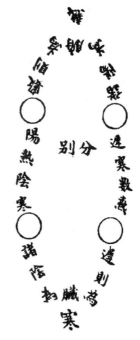

九难别知脏腑之图

因为中医言人身之脏腑阴阳，脏为阴，腑为阳，所以得出脉数属腑，为阳为热，脉迟属脏，为阴为寒。又进一步推理得出"诸阳为热，诸阴为寒"的结论。此只是按"阴阳理论"言其大概，讲的是一般规律。

在临床实践中，腑病亦有迟脉，脏病亦有数脉，以迟数辨别脏腑，固不可执，而以脉的迟数分辨病的寒热，此难亦有未尽然之处。脉迟为病，大都内伤生冷寒凉之物，外涉冷水寒冰或寒冷气候袭扰，多中于脏，或中于腑，或侵于肌肤，以致气血稽迟不行，所以主阳气虚，气血凝滞，为阴盛阳衰的证候。诊查迟脉的微甚，而判断受寒的深浅，此是一般规律。若迟而有力，更兼涩滞，医生诊脉时运用指力的轻重和挪移就能确诊，乃热邪壅结，隧道不利，失其常度，所以脉反呈迟象。临床上遇到这种情况，必查验病证。如胸脘饱闷，便秘溺赤，才是主热的迟脉。伤寒初解的病人，遗热未清，经脉不充实，胃气（胃功能，或言体质）还没恢复正常，脉见迟滑，或见迟缓。热盛自汗，吐利过极的病人，气液虚损（体质下降且营养缺乏），脉亦迟而不能数。再有迟而不利为涩，迟而歇止为结，迟濡浮大且缓为虚，此脉象似是而非，尤其应当仔细辨认。数脉主热，是因为阴不胜阳。然而也有主寒者，若脉来浮数，大而无力，按之豁然而空，微细欲绝，脉数软大无神，病人身热面赤，外证有热，乃寒流血脉。此难只言脏腑病的一般情况，而没有讲病脉的千变万化，学习的人当细心领会，不可刻舟求剑。

第十难

论一脏脉象会产生十种变态

【原文】十难曰：一脉为十变者，何谓也？

然，五邪[1]刚柔相逢[2]之意也。假令心脉急甚者，肝邪于[3]心也；心脉微急者，胆邪于小肠也；心脉大甚者，心邪自干[3]心也；心脉微大者，小肠邪自干小肠也；心脉缓[4]甚者，脾邪干心也；心脉微缓者，胃邪干小肠也；心脉涩甚者，肺邪干心也；心脉微涩者，大肠邪干小肠也；心脉沉甚者，肾邪干心也；心脉微沉者，膀胱邪干小肠也。五脏各有刚柔邪，故令一脉辄[5]变为十也。

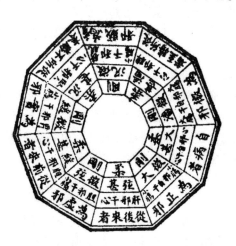

十难一脉十变之图

【注释】

〔1〕五邪：五脏六腑病邪的属性，即虚、实、微、贼、正。

〔2〕刚柔相逢：刚和柔是互相对立的，相逢是互相影响。

〔3〕于、干：两字意思相同，都是侵犯的意思。

〔4〕缓：脉象名称。一呼一吸四至，脉搏动略慢的叫缓脉。

〔5〕辄（zhé）：总是。

【语译】 十难说：一脏脉象会产生十种变态，是怎么一回事呢？

这是概括说明虚、实、贼、微、正这五脏六腑之邪相互影响、传变的意思。夏季心脉当浮大而散为正常。假如心脉呈现明显急象，是肝邪侵犯心脏。此邪从后来，母乘子，为虚邪。肝邪于心是藏邪干藏，为柔，是脏邪与脏相逢。心和小肠相为表面，脉当浮大而洪长，脉微弦急，是因为胆邪侵犯小肠。胆邪干小肠是腑邪干腑，为刚。心脉大甚（由于失去胃气），是心邪自犯心脏。心脉象微大，是小肠邪自犯小肠。此邪均自病，为正邪。脏为柔，腑为刚。心脉明显缓象的，是脾邪侵犯心脏。此邪从前来，子乘母，为实邪。心脉缓象轻微的，是胃邪侵犯小肠。涩为肺脉象，今见心脉涩象明显，是肺邪侵犯心脏。五行归类心属火，肺属金，火需克金，可火不足以制金，金反凌火，此邪是从所胜来，为微邪。心脉涩象轻微的，是大肠邪侵犯小肠。沉是肾脉脉象，心脉沉象明显的是肾邪侵犯心脏。从五行的生克来说，是肾水来克心火，从所不胜来，为贼邪。心脉沉象轻微的，是膀胱邪侵犯小肠。五脏各有脏腑之邪互相影响，所以使得一脏脉象往往变化成为十种形态。

【按语】 人体脏腑无论在生理活动方面，或者是在病理变化方面，相互之间，都有着不可分割的密切关系。脏腑疾病，可互相影响，在脉象上，就会产生多种变态。五脏六腑在寸、关、尺三部不仅各有一定的部位，而且各脏有一定的脉象，如心脉大、肝脉急、脾脉缓、肺脉涩、肾脉沉。脏腑的脉象虽是以脏为主，但腑脏是相配合的，它们之间有着相为表里的关系。膀胱足太阳经脉属膀胱络肾，足少阴经脉属肾络膀胱，膀胱足太阳经脉和肾足少阴经脉是相为表里的。在经脉的循行上，足太阴经脉属脾络胃，足阳明经脉属胃络脾，两者有互为表里的关系，所以说胃和脾相表里。手少阴经脉属心络小肠，手太阳经属小肠络心，心和小肠的关系也是两者相为表里。手太阴经属肺络大肠，手阳明经属大肠络肺，它们之间也是互为表里的关系。足少阳胆经脉和足厥阴肝经脉也互相联络，胆和肝相表里。

古人根据五行金、木、水、火、土属性的抽象概念，以五行相生相克的关系作为解释事物之间的相互关联及其运动变化规律的说理工具。

在中医学中，运用五行生克的道理来说明人体内脏相互资生、相互制约的关系；以五行归类法来说明人体各部分之间，以及人与外在环境之间的相互联系。

"生"含有资生助长的意思，五行之间具有互相资生、互相助长的关系，这种关系叫"五行相生"。五行相生的次序是：木生火，火生土，土生金，金生水，水生木。在此关系中，任何一行都具有生我、我生两方面的联系，生我者为母，我生者为子。可以用"五脏应五行子母相生图"表示。

"克"含有制约、阻抑的意思，五行之间具有相互制约、相互阻抑的关系，叫做"五行相克"。

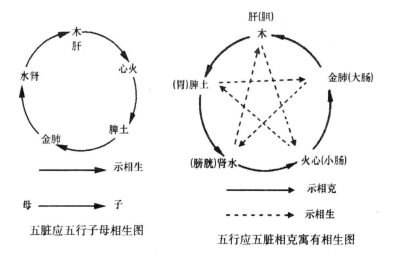

五脏应五行子母相生图

五行应五脏相克寓有相生图

27

五行相克的次序是：木克土，土克水，水克火，火克金，金克木。在五行相克关系中，任何一行都具有克我、我克两个方面的联系，克我者为"所不胜"，我克者为"所胜"。可以用"五行应五脏相克寓有相生图"表示。

以五行相生之中，同时寓有相克，相克之中，也寓有相生，来解释自然界运动变化的一般规律，认为在互相作用、互相调节的基础上维持平衡，促进事物的生化不息。古人因受到当时历史条件和科学发展的限制，还不能够对自然界一切事物完整解析，对研究机体内部的精细结构，也不可能求出完美的答案。所以很自然的，从直观的、表面的现象来认识，并从而得出不完全正确的、片面的结论。中医从大量的行之有效的实践中，积累了非常宝贵的经验，而这些做完了的工作，很难以当时的理论加以高度概括，采取了机械归类的方法。我们研究时，要取其便于应用的部分，取其精华，丢其成问题的部分，去其糟粕。

28

在临床上，脏腑疾病及其互相影响比较复杂，脉象的变化也多种多样，应该从实际出发，脉证互参，进行诊断，不宜公式化。

本难以心脉为例，"论一脏脉象会产生十种变态"，其余可以按五脏关系类推得出。

第十一难

论脉的歇止与脏气关系

【原文】十一难曰：经言脉不满五十动而一止[1]，一脏无气者，何脏也？

然，人吸者随阴入，呼者因阳出。今吸不能至肾，至肝而还，故知一脏无气者，肾气先尽也。

【注释】

〔1〕止：停住不动。

【语译】十一难说：医经指出，脉搏不满五十次而歇止一次，是一脏失养而无生气。究竟是哪一脏呢？

人吸气随阴分而深入，呼气因阳分而外出。现在吸入的物质不能到达肾脏，只到肝脏便返回了。因此一脏无生气了，是肾气先衰竭了。

【按语】"脉不满五十动而一止"，这是一种歇止脉——代脉。代脉是脉搏勃动较慢而有定数歇止的脉象。古人候脉的常法，必须满五十动。其意义在于，一方面

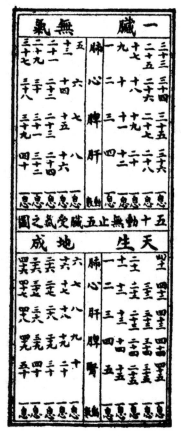

十一难五脏止脉图

借以了解五十动中脉搏有无歇止；另一方面，说明医生诊脉不能草率从事，必须辨清脉象。医生诊脉一般时间是 5~10 分钟，必要时还可时间长些；如果一个五十动看不清，可以延长至二个三个五十动。欲视死别生，实在需认真。

歇止脉一般分"代"、"促"、"结"三种脉象，现将其区别列表比较如下：

歇止脉比较表

	促	结	代
脉象	脉来急数而时一止	脉来缓慢而时一止	脉来较慢，止时良久
	止无定数	止无定数	止有定数
主病	气血痰饮、宿食停滞、痛肿实热	气壅痰滞、气郁不调、瘀血积聚	脏气衰微、风证痛证、七情惊恐、跌打损伤
	阳盛而阴不和	阴盛而阳不和	脏气衰微，或脾气脱绝

"代脉"是脏气衰微，或是脾气脱绝的征象。但是风证、痛证、七情惊恐、跌打损伤而见代脉，是因病而致脉气不能衔接，所以见代脉。妊娠妇女，有时也可以见到代脉。这些都与脏气衰微，或一脏无气的代脉有所不同，不可概作危候论处。

"人吸者随阴入，呼者因阳出"与第四难"呼出心与肺，吸入肾与肝"的意思是一致的。因为，下为阴，上为阳；内为阴，外为阳；入为阴，出为阳，所以吸入的物质必向下随阴入，呼出因为本是外面（阳）的物质。

"今吸不能至肾"是说肾脏得不到外来物质的荣养，必然肾气衰竭。

本难的"经言"是指《灵枢经·根结篇》，篇中说："五十动而不一代者，五脏皆受气；四十动一代者，一脏无气；三十动一代者，二脏无气；二十动一代者，三脏无气；十动一代者，四脏无气，不满十动一代者，五脏无气，予之短期，要在终始，所谓五十动而不一代者，以为常也。"五十动而脉无一次歇止，说明五脏皆能受气血荣养，是常人健康脉象。上面所言"十动"一脏并不指明先绝哪脏，至于属于何脏疾病，应该综合其他症状进行分析。

　　"知一脏无气者，肾气先尽也。"是指出代脉的出现，为元气（肾气）衰微的象征。

第十二难

论虚实证的误治

【原文】十二难曰：经言五脏脉已绝于内，用针者反实其外；五脏脉已绝[1]于外[2]，用针者反实其内[2]。内外之绝何以别之？

然，五脏脉已绝于内者，肾肝气已绝于内也，而医反补其心肺；五脏脉已绝于外者，其心肺脉已绝于外也，而医反补其肾肝。阳绝补阴，阴绝补阳，是谓实实虚虚，损不足，益有余。如此死者，医杀之耳。

【注释】

〔1〕五脏脉已绝：绝，虚损不足的意思。此"五脏"是指某些内脏，并不是说整个五脏。

〔2〕内、外：肝肾属阴为内，心肺属阳为外。第五难阐述诊脉的基本指法时，就由浅入深，讲清了五脏在肢体的层次，若以脾为中，则肝肾为内（阴），肺心为外（阳）。

【语译】十二难说：《灵枢经·九针十二原篇》讲，如五脏之气已绝于内，寸口脉浮虚，按之则无，医生针刺治疗时反取阳经误补；如五脏之气已虚于外的病人，气口脉沉微，轻取则无，治疗时医生反取补阴。这种内、外虚损反映脏气的脉象，怎样区别呢？

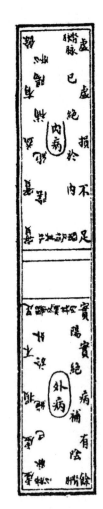

十二难脉绝反实之图

　　五脏脉浮虚，按之则无，已绝于内，是肾肝脏气已经虚损，而医生反补其心肺；五脏脉沉微，轻取则无，已绝于外，是心肺脏气已经虚损，而医生反补其肝肾。属阳的心肺脏气虚损反补属阴的肾肝，属阴的肾肝虚损反补属阳的心肺，这叫做补实泻虚，损害不足，补益有余。像这样死亡的病人，是医生误治造成的。

　　【按语】虚证、实证是辨别病体邪正盛衰的两大纲领。虚指正气不足，实指邪气有余。

　　实证宜攻，虚证宜补，辨别不真而施治，便犯"实实虚虚"的错误（实实，即补实；虚虚，即攻虚）。在诊断过程中，应辨明虚证和实证，是单纯的虚、实证还是虚实错杂或虚实真假。

　　在针灸学中，针刺的补泻，属于刺法的一个重要部分。凡通过针刺施行一定的手法之后，能促使人体内各种机能恢复和旺盛的方法，叫做补法；通过针刺运用一定的手法之后，能疏泻病邪，使其恢复正常生理状态的方法，叫泻法。中医有"虚则补之，实则泻之"的说法。如五脏之气已绝于内，是阴虚，医生不用补阴救治，反取阳经合穴，留针以致阳气，阳愈盛则阴愈虚，以致五脏精气竭绝，必死。如五脏之气已虚于外的人，是阳虚，治疗时若反取四肢腧穴，留针以补阴气，阴气盛则阳气内陷，引起四肢厥冷，甚至死亡，是阳气竭绝。

33

第十三难

论色脉尺肤诊法之间的关系

【原文】十三难曰：经言见其色而不得其脉，反得相胜之脉者即死，得相生之脉者，病即自已[1]。色之与脉当参相应，为之奈何？

然，五脏有五色，皆见于面，亦当与寸口尺内相应。假令色青，其脉当弦而急；色赤，其脉浮大而散；色黄，其脉中缓而大；色白，其脉浮涩而短；色黑，其脉沉濡而滑。此所谓五色之与脉，当参相应也。脉数，尺之皮肤亦数；脉急，尺之皮肤亦急；脉缓，尺之皮肤亦缓；脉涩，尺之皮肤亦涩；脉滑，尺之皮肤亦滑。

五脏各有声、色、臭、味，当与寸口尺内相应，其不应者病也。假令色青，其脉浮涩而短，若大而缓为相胜[2]；浮大而散，若小而滑为相生也。

经言知一为下工，知二为中工，知三为上工。上工者十全九，中工者十全八，下工者十全六，此之谓也。

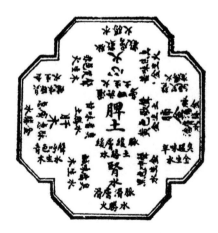

十三难五行相生相胜之图

【注释】

〔1〕自已：已，痊愈。自已是自然痊愈的意思。

〔2〕相胜：即相克的情况。

【语译】十三难说：医经上讲，看到病人所表现的面部气色的变异而得不到和它相应的脉象，反而得到相胜脉象的可能死亡，得到相生脉象的，疾病就会自然痊愈。在一般疾病中色与脉往往相应出现，究竟怎样进行观察诊断呢？

　　五脏有五种颜色，都可以在面部表现出来，也应该和寸口脉象及尺肤情况相适应。假若患者面呈青色，脉象应当弦而急；面呈赤色，脉象应当浮大而散；面呈黄色，脉象应当中缓而大；面呈白色，脉象应当浮涩而短；面呈黑色，脉象应当沉濡而滑。这就是所说的五色和脉象应当互相对应的情况。脉象数的，尺部的皮肤应该发热；脉象急的，尺部的皮肤应该紧急；脉象缓的，尺部的皮肤应该弛缓；脉象涩的，尺部的皮肤应该滞涩；脉象滑的，尺部的皮肤也应该表现润滑。

五脏声色臭味脉尺肤对应表

五脏		肝	心	脾	肺	肾
五行		木	火	土	金	水
五声		呼	笑	歌	哭	呻
五臭		臊	焦	香	腥	腐
五味		酸	苦	甘	辛	咸
五色		青	赤	黄	白	黑
脉象		弦而急	浮大而散	中缓而大	浮涩而短	沉濡而滑
脉尺对应	脉	急	数	缓	涩	滑
	尺肤	热	紧	缓	涩	滑

　　五脏各有一定的声音、颜色、气味、味道，应当和寸口脉象及尺肤情况相对应，如果不相对应的就是病象。假若患者面部色青，脉象浮涩而短（肝色，肺脉，脉克色），或者脉象大而缓（肝色，脾脉，色克脉），都是相胜（前者为金胜木，后者为木胜土）；脉象

浮大而散（肝色，心脉，色生脉），脉象小而滑（肝色，肾脉，脉生色），都是相生（前者木生火，后者水生木）。

医经上讲：只知其一的是技术低略的下工，能知其二的是技术较好的中工，能知其三的是技术优良的上工。上工医治十人可愈九人，中工医治十人可愈八人，下工医治十人可能只有六人痊愈，就是这个道理。

【按语】 本难指出，在诊察疾病时应当综合病人的脉象、尺肤以及声、色、臭、味等各个方面的情况，进行辨证，因为五脏各有声色臭味，应当与寸口尺内相对应，其不对应者即病。举肝（木）为例：肝脉弦，其色青，其声呼，其臭膻，其味酸，即相应。如若青色呈现于面部是肝脏相应的颜色，见浮涩而短的肺脉，是金克木，为贼邪；见大而缓之脾脉，为木克土，是相胜。见浮大而散的心脉，为木生火；见小而滑的肾脉，为水生木；心为肝之子，肾为肝之母，所以为相生。若肝病而色白多哭，好腥喜辛，此声色臭味全都是肺应该见到的症状，亦属贼邪，患者必然病重。

医术精良的医生（上工）能洞悉色、脉、臭、味、皮肤，相生或相胜的顺逆，判断预后，辨证施治正确，所以治病能十痊其九。中医临诊首要注意观察，从病人的神态、形体和某些特定的表现征象，了解疾病的性质和轻重。如一个医生不能把患者的表现征象全部知晓尽收，根据周密调查审因诊病，也就不可能百战百胜。

读本难时应体会其原则精神，而不宜机械理解。

第十四难

论损至脉的病证与治法

【原文】十四难曰：脉有损至[1]，何谓也？然[2]，至之脉，一呼再至曰平，三至曰离经[3]，四至曰夺精[4]，五至曰死，六至曰命绝，此至之脉也。何谓损？一呼一至曰离经，二呼一至曰夺精，三呼一至曰死，四呼一至曰命绝[5]，此损之脉也。至脉从下上，损脉从上下也。

损脉之为病奈何？

然，一损损于皮毛，皮聚而毛落；二损损于血脉，血脉虚少，不能荣于五脏六腑也；三损损于肌肉，肌肉消瘦，饮食不能为肌肤；四损损于筋，筋缓不能自收持；五损损于骨，骨痿不能起于床。反此者，至于收病也。从上下者，骨痿不能起于床者死；从下上者，皮聚而毛落者死。

治损之法奈何？

然，损其肺者，益其气；损其心者，调其荣卫；损其脾者，调其饮食，适其寒温；损其肝者，缓其中；损其肾者，益其精。此治损之法也。

脉有一呼再至，一吸再至；有一呼三至，一吸三至；有一呼四至，一吸四至；有一呼五至，一吸五至；有一呼六至，一吸六至；有一呼一至，一吸一至；有再呼一至，再吸一至；有呼吸再至。脉来如此，何以别知其病也？

然，脉来一呼再至，一吸再至，不大不小曰平。一呼三至，一吸三至，为适得病，前大后小[6]，即头痛目眩，前小后大，即胸满短气。一呼四至，一吸四至，病欲甚，脉洪大者，苦烦满，沉细者，腹中痛，滑者伤热，涩者中雾露。一呼五至一吸五至，其人当困[7]，沉细夜加，浮大昼加[8]，不大不小，虽困可治，其有大小者，为难治。一呼六至，一吸六至，为死脉也，沉细夜死，浮大昼死。一呼一至，一吸一至，名曰损，人虽能行，犹当着床，所以然者，血气皆不足故也。再呼一至，再吸一至，名曰无魂，无魂者当死也，人虽能行，名曰行尸。

上部有脉，下部无脉，其人当吐，不吐者死。上部无脉，下部有脉，虽困无能为害。所以然者，譬如人之有尺，犹树之有根，枝叶虽枯槁，根本将自生。脉有根本，人有元气，故知不死。

【注释】

〔1〕损至：损，减少。至，到。脉搏动的次数较正常数减少的为损，增多的为至。

〔2〕然：对；不错。

〔3〕离经：离，背离。经，正常的规律。离经，就是背离了正常的规律性。

〔4〕夺精：夺，失，严重耗失的意思。夺精，就是严重耗散了精气。

〔5〕命绝：死亡。

〔6〕前大后小：前，关前，指寸脉。后，关后，指尺脉。大，脉象洪大。小，脉象细小。

〔7〕其人当困：困，危重。病人病情危重。

〔8〕沉细夜加，浮大昼加：加，增。此处指病情增剧。沉细为阴，夜为阴时，阴病到阴时，就会加剧。浮大为阳，昼为阳时，阳病逢阳时，就会加剧。

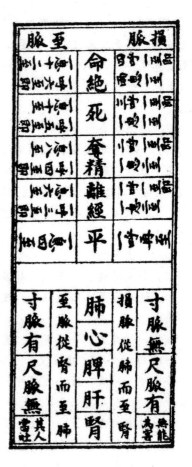

十四难损、至脉之间

【语译】十四难说：脉有损脉和至脉，它们的情况怎样呢？

对，至脉，一呼脉搏动两次的叫做平脉，搏动三次叫做离经，搏动四次叫做夺精，搏动五次叫做死脉，搏动六次叫做命绝，这些就是至脉的情况。什么叫损脉（减，叫损）？一呼脉搏动一次叫做离经，二呼脉搏动一次叫做夺精，三呼脉搏动一次叫做死脉，四呼脉搏动一次叫做命绝，这就是损脉的情况。至脉搏动数从下稍增上至六，损脉搏动数稍减至一，呼多而至少。

损脉的病证情况怎样？

一损损害肺所主的皮毛，皮肤聚皱而毛发脱落；二损损害心所主的血脉，脉中营血虚少，不能满足五脏六腑的营养需求；三损损害纳五味而主肌肉的脾，肌肉消瘦，饮食中的营养物质不能输布到肌肉和皮肤；四损损害肝所主的筋，筋纵缓不能自动收缩或支持；五损损害肾所主的骨，骨痿弱无力而不能起床。相反，就是至脉的病证。病从上（肺）损向下（肾）传变的，到骨痿不能起床的程度就将死亡；病从下（肾）损向上（肺）传变的，到皮肤皱缩，毛发脱落的程度就将死亡。

治损的方法是怎样的呢？

损害肺的，补益肺气；损害心的，调和营血与卫气；损害脾的，调理饮食，注意起居，保持适宜的寒温；损害肝的，需施甘味药物缓和肝中气急；损害肾的，补益精髓。这些就是治疗虚损的方法。

脉有一呼搏动两次，一吸搏动两次；有一呼搏动三次，一吸搏动三次；有一呼搏动四次，一吸搏动四次；有一呼搏动五次，一吸搏动五次；有一呼搏动六次，一吸搏动六次；还有一呼搏动一次，一吸搏动一次；有两呼搏动一次，两吸搏动一次；有重复呼吸脉才搏动一次。脉的搏动有这些情况，如何辨别它所主的病证呢？

脉搏动一呼两次，一吸两次，不大不小的，是正常人的脉象，为平脉。脉一呼搏动三次，一吸三次，是刚发病，如寸脉大尺脉小，即有头痛目眩的症状；寸脉小尺脉大，会有胸部胀满呼吸短促的症状。脉搏一呼四次，一吸四次，病有加重趋势，脉象洪大的，会有口苦烦躁满闷的症状，脉象沉细的，会感觉腑中疼痛，脉滑的是伤于热邪，脉涩的是被雾露湿邪所伤。脉搏一呼五次，一吸五次，病人情况相当危重，脉沉细的夜间更要加剧，脉浮大的白天更要加剧，如果没有大小不一的情况，虽然危重还有可能治愈，有大小不一情况的就难治疗了。脉搏一呼六次，一吸六次，这是濒于死亡的脉象，如沉细可能在夜间死，见浮大可能在白天死。脉搏一呼一次，一吸一次，就叫做损脉，病人虽然暂时还能行动，但终将要卧床不起的，之所以会这样，是因为血气都不足的缘故。若脉搏两呼一次，两吸一次，叫做无魂，这种人精神已失，趋于死亡，虽然能勉强行动，游气未败，也只能称为行尸。

寸部有脉，尺部无脉，是病邪在上焦胸膈之间，或咽喉之外，当以吐法治疗，如果不吐的会导致死亡。寸部无脉，尺部有脉，病情虽然严重，并不至于危险。所以这样，是因为人有尺脉，好比树木有根，树木的枝叶虽然枯槁了，只要根本没有损伤，还会自然生长。脉有根本，说明病人还有元气，所以知道是不会死亡的。

【按语】损脉就是迟脉，至脉就是数脉，此难不用"迟"、"数"二字，是因为一般讲"迟脉"、"数脉"统摄寒热表里虚实，所言很广，恐产生误会，所以将一息四次搏动的脉，终于一息搏动十二三次的脉称至脉，始于一息搏动两次，终于两息搏动一次的脉称损脉。说明损脉从上而下，由肺气虚而及于肾阳竭，至脉从下而上，由肾阴虚而及肺气尽。损脉的本原，病起于肺，若失治必递及于心、脾、肝、肾，损脉必反而转化为至脉，因肾虚火燥，复由肾而递及肝、脾、心、肺而死，因此说"反此者，至于收病也"。

治损的方法应采取扶持胃脘之阳，察五脏之损，并对损伤给以补益。近世医家，每以"虚劳"为没勇气治愈病通称，不知道虚损病自上而下，痨瘵病自下而上，以痨瘵法治虚损，多转泄泻，以虚损法治痨瘵，必致喘促，都是泾渭不分，不明损至之义。

急证无脉，不要混入损脉，应申明的是"上部有脉，下部无脉"或"上部无脉，下部有脉"是宗旨，元气未绝，则脉必有根。

五脏肝、心、脾、肺、肾，与五体筋、脉、肌肉、皮毛、骨是相应的，当脏腑受损伤时，五体也相应受损。

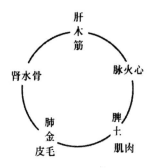

五行应五胜, 主五体图

阴阳学说、五行的基本概念贯穿本难。如, 脉洪大, 阳邪外越, 是胆上逆而火升, 所以感觉口苦胸部胀满, 心情烦躁。又如, 夜为阴, 昼为阳, 脉沉细阴盛, 所以夜间病情加剧, 浮大阳盛, 所以加剧在白昼, 若不大不小, 则昼夜不会有加剧变化, 阴阳相等, 所以可治, 参差不伦, 也就是浮大极, 阳大盛或减极小, 阴必竭, 难治。

第十五难

论脉象与四时的关系

【原文】十五难曰：经言春脉弦[1]，夏脉钩[2]，秋脉毛[3]，冬脉石，是王脉耶？将病脉也？

然，弦钩毛石者，四时之脉也。春脉弦者，肝、东方木也，万物始生，未有枝叶，故其脉之来濡弱而长[4]，故曰弦。夏脉钩者，心、南方火也，万物之所盛，垂枝布叶，皆下曲如钩，故其脉之来疾去迟，故曰钩。秋脉毛者，肺西方金也，万物之所终，草木华叶[5]，皆秋而落，其枝独在，若毫毛也，故其脉之来轻虚以浮，故曰毛。冬脉石者，肾北方水也，万物之所藏也，盛冬之时，水凝如石，故其脉之来沉濡而滑，故曰石。此四时之脉也。

如有变奈何？

然，春脉弦，反者为病。

何谓反？

然，其气[6]来实强，是为太过，病在外，气来虚微，是谓不及，病在内。气来厌厌聂聂[7]，如循榆叶曰平，益实而滑，如循长竿曰病；急而劲益强，如新张弓弦曰死。春脉微弦曰平，弦多胃气少曰病，但弦无胃气曰死，春以胃气为本。

夏脉钩，反者为病。何谓反？

然，其气来实强，是谓太过，病在外，气来虚微，是谓不及，病在内。其脉来累累如环，如循琅玕[8]曰平；来而益数，如鸡举足者曰病；前曲后居，如操带钩曰死。夏脉微钩曰平，钩多胃气少曰病，但钩无胃气曰死，夏以胃气为本。

秋脉毛，反者为病。何谓反？

然，其气来实强，是为太过，病在外；气来虚微，是为不及，病在内。其脉来蔼蔼[9]如车盖，按之益大曰平；不上不下，如循鸡羽曰病；按之萧索，如风吹毛曰死。秋脉微毛曰平，毛多胃气少曰病，但毛无胃气曰死，秋以胃气为本。

冬脉石，反者为病。何谓反？

然，其气来实强，是谓太过，病在外；气来虚微，是谓不及，病在内。脉来上大下兑，濡滑如雀之喙曰平；啄啄连属，其中微曲曰病；来如解索，去如弹石曰死。冬脉微石曰平，石多胃气少曰病，但石无胃气曰死，冬以胃气为本。

胃者，水谷之海，主禀。四时皆以胃气为本，是谓四时之变病，死生之要会也。

脾者，中外也，其平和不可得见，衰乃见耳。来如雀之啄，如水之下漏，是脾之衰见也。

43

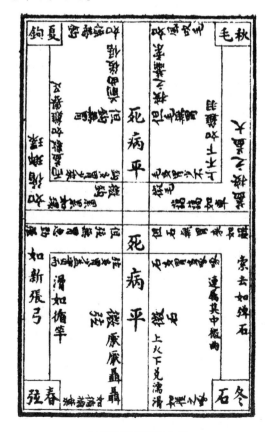

十五难四时胃气之图

【注释】

〔1〕弦：脉名。弦脉，端直以长如张弓弦。

〔2〕钩：脉名。脉来疾去迟，亦即今之洪脉。

〔3〕毛：脉名。毛脉，即今之浮脉。

〔4〕濡弱而长：濡脉虚软无力，如棉絮之浮水中，轻手乍来，重手却去，主血虚，又主湿。弱脉主气虚。

〔5〕华叶：华，同花。华叶，花和叶子。

〔6〕气：指人体的"真气"，是水谷之气与天空之气并合而成，它有充养全身的功用。

〔7〕厌厌聂聂：形容气来轻浮弱而调和的样子。

〔8〕琅玕：像珠子的美玉。

〔9〕蔼蔼：形容树木茂盛，此借喻描绘脉的气势。

44

【语译】十五难说，医经上讲，春季的脉弦，夏季的脉钩，秋季的脉毛，冬季的脉石。这是四季当令的脉象——旺脉，还是患病的脉象？

弦、钩、毛、石的脉象，都是适应时令变化所表现的正常脉象。春季所以见弦脉，是因为肝脏，方位东属木，春季万物开始生长，树木尚没有枝叶，所以脉来濡弱而长，形状正直如弦，因此叫做弦脉。夏季所以见钩脉，是因为心，南方位属火，夏季是万物繁茂的时候，树木垂枝布叶，都向下弯曲好像钩子，所以脉来时快而有力（阳盛），脉去少缓而弱（阴虚），因此称钩脉。秋季所以见毛脉，是因为肺脏，方位西属金，秋季万物生长到了终极，草木的花和叶都在秋季枯萎脱落，只有枝芽单独存在，如毫毛，所以脉来时轻虚带有浮象，因此叫毛脉。冬季所以见石脉，是因为肾，北方位属水，冬季是万物潜伏闭藏的时候，在隆冬季节，水凝结成冰块像石头，所以脉来沉濡而滑，因此叫做石脉。这些都是四季当令的脉象。

四时脉象如果发生变化，将怎么样呢？

春季应该见弦脉，反常的就是患病脉象。

什么叫反常？

气来实强阳气盛，叫做太过，病在体表；气来虚弱微细，这叫不及，是病在体内脏腑。脉来时轻浮弱而调和，好像依照春风吹动的榆树叶一样轻柔缓和叫平脉；长而不软而带滑象，像抚摩长竹竿似的叫病脉；急迫而有力且特别强硬，就像刚张开的弓弦叫死脉。春季脉呈微弦象叫平脉，弦多（益实而滑）胃气不足叫病脉，只有弦象是没有胃气的真脏脉叫死脉，春季的脉以胃气为根本。

夏季的脉应该见钩象，反常的就是患病脉象。什么叫反常？

气来坚实强硬，是太过，病变在体表；气来时虚弱微细，这叫不及，病变在体内。脉来时连续不断像排列在一起的圆环，如同抚摩光润如珠的玉石叫平脉；来时每一息所至次数增加，好像鸡举足疾走似的叫病脉；脉形前曲后直，好像手持着皮带钩子似的叫死脉。夏季脉象微见钩脉叫平脉，脉象钩多（来疾洪数）胃气不足叫做病脉，只有钩象是没有胃气的真脏脉叫死脉，夏季的脉以胃气为根本。

秋季的脉应该见毛象，反常的就是患病脉象。什么叫反常？

气来坚实强硬，是太过，病变在体表；气来时虚弱微细，这叫不及，病变在体内。脉来浮大像车盖，按之更觉增大叫平脉；不上不下，如同抚摩在鸡羽毛上似的叫病脉；按之有萧条虚浮感，好像被秋风吹动飘腾不定无归的羽毛似的叫死脉。秋季脉呈微毛象叫平脉，毛多（浮多少涩）胃气不足叫病脉，只有毛象是无有胃气的真脏脉叫死脉，秋季的脉以胃气为根本。

冬季的脉应该见石象。反常的就是患病脉象。什么叫反常？

气来时坚实强硬，是太过，病变在体表；气来时虚弱微细，这叫不及，病变在体内。脉来时大去时小，濡滑像鸟嘴似的叫平脉；像鸟雀啄食连续不断，其中微带歇止叫病脉；来时像解脱的绳索那样无力，去时像指弹石一样疾叫死脉。冬季脉呈微石象叫平脉，石多（沉濡少和缓）胃气不足叫病脉，只有石象而无缓和胃气的真脏脉叫死脉，冬季的脉以胃气为根本。

胃，是水谷汇聚的海洋，主供给人体的营养物质。四季的脉都以胃气为根本，胃气影响四时脉象变化，反映疾病轻重，它的多少是预后良恶的关键。

脾，在四脏之中间，它的脉象正常和缓时没有突出表现，到了脾气衰弱时才表现出不足。脉来像雀喙一样坚锐，或像房屋漏水那样断续无常，就是脾衰所表现出的脉象。

45

【按语】本难借树木比喻人体，论述一年四季的正常脉象和反常脉象；说明人体的适应机能随着不同的气候变化而改变。人体的卫外空虚，病邪就容易侵袭。

"脉位法天地五行论"把天、地、人称为三才，人身俨然是一个小天地，凡天、地之理，无所不应。北方为坎，水的位置；南方为离，火的位置；东方为震，木的位置；西方为兑，金之位置；中央为坤，土的位置。人视南面而立，以观两手的部位。心属火居寸，亦在南方；肾属水居尺，亦在北方；肝属木居左，亦在东方；肺属金居右，亦在西方；脾属上居关，亦在中间。这就是本难论方位的本源。

"气"由水谷营养成分与天地之气并合而成，有充养全身的功用，被称做人体的"真气"。诊断时，通过人的脉搏可以知道其气的情况。中医认为，"胃为水谷之海，主腐熟水谷"，所以，胃气的盛衰与人体健康的关系是很大的。

诊脉之理古来微妙，凡可以笔墨书写，可用口舌讲述的，都是迹象，多用比喻，至于神秘的道理，非心领神会才能尽知它的玄妙。欲掌握诊脉之法，须与实践结合，善于比较及总结经验，经过不断努力，终将得心应手。

第十六难

论五脏脉与证的关系

【原文】十六难曰：脉有三部九候[1]，有阴阳[2]，有轻重[3]，有六十首[4]，一脉变为四时，离圣久远，各自是其法，何以别之？

然，是其病有内外证。

其病为之奈何？

然，假令得肝脉，其外证善洁，面青，善怒；其内证脐左有动气，按之牢若痛；其病四肢满，闭淋，溲便难，转筋。有是者肝也，无是者非也。

假令得心脉，其外证面赤，口干，喜笑；其内证脐上有动气，按之牢若痛；其病烦心心痛，掌中热而哕[5]。有是者心也，无是者非也。

假令得脾脉，其外证面黄，善噫，善思，善味；其内证当脐有动气，按之牢若痛；其病腹胀满，食不消，体重节痛，怠惰嗜卧，四肢不收。有是者脾也，无是者非也。

假令得肺脉，其外证面白，善嚏，悲愁不乐，欲哭；其内证脐右有动气，按之牢若痛；其病喘咳，洒淅[6]寒热。有是者肺也，无是者非也。

假令得肾脉，其外证面黑，善恐欠；其内证脐下有动气，按之牢若痛；其病逆气，少腹急痛，泄如下重，足胫寒而逆。有是者肾也，无是者非也。

【注释】

〔1〕三部九候：参阅前第一难的讲解和后第十八难。

〔2〕阴阳：详见第四难。

〔3〕轻重：详见第五难。

〔4〕六十首：根据《素问·方盛衰论》王注："奇恒六十首，今世不存。"

〔5〕哕（yuě）：干呕或呃逆。干呕不是心病应有见证，应为"掌中热而哕"。

〔6〕洒淅（xī）：寒栗的样子。

48

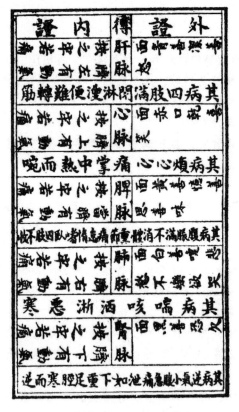

十六难五脏病有内外证之图

【语译】十六难说：诊脉有三部九候的方法，有辨别阴阳的方法，有指力轻重的方法，有奇恒六十首，一脉随四时有着不同的变化。现在离古代轩岐医圣已很久远，历代名医辈出各执己见立为成就的方法，究竟怎样辨别它们的是非呢？

五脏的疾病有内部和外部症状可以参照查验。

五脏疾病的症状是怎样的呢？

假使诊得弦脉是肝脉，病人外部症状好清洁，面呈青色，容易发怒；其内部症状在脐左侧有动气，按诊手触摸按压时有坚硬感，患者觉疼痛；肝病临床证候有四肢胀满，小便淋沥或癃闭，大小便难解，筋挛拘急。有这些证候的就是肝病，没有这些证候的就不是。

假使诊得钩脉是心脉，病人外部症状面呈赤色，口渴欲饮，喜笑不休；其内部症状脐上部有动气，按诊手触摸按压有坚硬感，患者心胸部疼痛；心病临床证候有心烦心痛；手掌心发热而热内郁。有这些证候的就是心病，没有这些证候的就不是。

假使诊得缓脉是脾脉，病人外部症状面呈黄色，经常嗳气，思虑过度，择食；其内部症状在脐部有动气，按诊手触摸按压时有坚硬感，患者觉疼痛；脾病临床证候有腹部胀满，饮食不消化，身重周身疼痛，疲倦好睡，四肢运动不利。有这些证候的是脾病，没有这些证候的就不是。

假使诊得毛脉是肺脉，病人外部症状面色发白，时常喷嚏，悲苦忧愁不愉快，常想哭泣；其内部症状脐右有动气，按诊手触摸按压有坚硬感，患者胸胁胀痛；肺病临床证候气喘咳嗽，身体怕冷或潮热盗汗。有这些证候的就是肺病，没有这些证候的就不是。

假使诊得石脉是肾脉，病人外部症状面呈黑色，常有恐惧感向上欠身；其内部症状脐下有动气，按诊手触摸按压有坚硬感，患者觉疼痛；肾病的临床证候气逆喘息，小腹急痛，大便溏泄而有下坠感，两足厥冷。有这些证候的就是肾病，没有这些证候的就不是。

【按语】中医学认为：人是一个整体，人体的生理机能对自然界一般的变化是能相适应的。这种观点，在诊断学中成为"审察内外"的原则。这一原则对于诊断疾病有重要意义。

人体皮肉筋骨、脉、经络与脏腑息息相关，脏腑为中心，以经络通连内外。身体一旦患病，局部的可以影响全身，全身的也可以显现在某一个局部；内部可以牵连及外，外部的也可以传变入里。精神刺激可能影响脏腑功能，脏腑的病变也可能造成精神活动的改变。人体每一病证的产生，无不体现整体的失调。诊断时，既要诊察局部，更要诊察整体，而且诊察局部也可以审知整体。

49

医生诊察疾病，首先要把疾病看成是病人整体的病变，既要审察其外，还要审察其内；并要把病人与自然界环境结合起来加以审察。即内外结合统一审察，是中医诊断学的原则。

中医辨证求本、审因诊病，必须对患者作系统周密调查，采用望、闻、问、切，综合分析。切诊分脉诊和按诊两部分，脉诊是按脉搏；按诊是对病体的肌肉、手足、胸腹及其他部位触摸按压。脉诊具有悠久的历史，反映了中医学诊断疾病的特点和经验。脉的变化是中医辨证的重要依据之一，对分辨疾病的原因，推测疾病的变化，识别寒热虚实的真假，都有一定的临床意义。但凡病必以内外证验之，四诊相互参照，不必拘于某法，更不应把切脉神秘化，要以症状结合脉象来决定顺逆安危，不可单凭脉象。

第十七难

论脉证的相应和相反的预后

【原文】十七难曰：经言病或有死，或有不治自愈，或连年月不已。其死生存亡，可切脉而知之耶？

然，可尽知也。

诊病若闭目不欲见人者，脉当得肝脉强急而长[1]，而反得肺脉浮短而涩者，死也。

病若开目而渴，心下牢者，脉当得紧实而数，反得沉涩而微者，死也。

病若吐血，复衄衄[2]血者，脉当沉细，而反浮大而牢者，死也。

病若谵言妄语，身当有热，脉当洪大，而反手足厥逆，脉沉细而微[3]者，死也。

病若大腹而泄者，脉当微细而涩，反紧大而滑者，死也。

【注释】

〔1〕强急而长：强，弦。弦软而长是健康人的肝脉，"强急而长"是肝的病证。

〔2〕衄衄：衄，鼻塞。衄，鼻子出血。

〔3〕微：微脉。脉象极薄极软，似有似无，欲绝非绝。主阴阳气血诸虚，阳衰，少气等病。

【语译】十七难说：医经上讲，人患病或有的死亡了，或有不经过治疗自然痊愈的，或有长年累月地延迟不见好转。病人生死存亡，可以通过切脉的方法来知道吗？

可以通过切脉清楚了解。

诊脉时病人要是闭着眼不愿意看人，诊到的脉象应当是肝脉，弦急而长，今以肝病反而诊得浮短而涩的肺脉，主死亡。

患者假若睁大双目而又口渴，心胸部下面坚硬的，诊到的脉象应当紧实而数，反而诊得沉涩而微脉象的，主死亡。

病人要是吐血，又鼻塞出血的，诊到的脉象应当沉细，反而诊得浮大而牢脉象的，主死亡。

患者假若谵语狂言，身体肌肤应发热，诊到的脉象应当洪大，反而手足冷，脉象沉细而微的，主死亡。

病人要是腹部胀大而泄泻的，诊到的脉象应当微细而涩，反而诊得紧大而滑的脉象，主死亡。

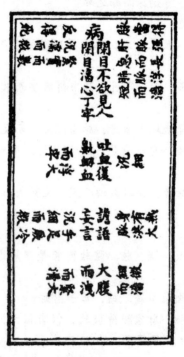

十七难脉有当得反得之图

【按语】本难从脉证的相应与相反，辨别疾病的顺逆。脉证相应为顺，脉证相反为逆。如果脉证相反，多为预后不良。

本难所述"闭目不欲见人者"因为肝开窍于目，所以属于肝病，应当诊得"弦急而长"的肝脉，才脉证相符；如果见浮短而涩的肺脉，就是金来克木了，主死亡。

开目而口渴欲饮，心胸部疼痛，是心热证，属实证，得紧实而数的脉象，为阳证得阳脉，脉证相应。如果得沉涩而微的脉象，是阳证反得阴脉，所以称"反得"，多预后不良。

吐血、衄衄血都是虚证（阳络伤，则血上溢），沉细的脉象是虚脉，脉与证相符，如果脉象"浮大而牢"，就是虚证见实脉，脉与证相反。

患者"谵言妄语"是热证，身体当热。中医认为，"四肢为诸阳之本"，所以诊四肢的寒温，可以窥测"阳气"的存亡，在诊断预后上有重要意义。今热病反得阴脉，为病实脉虚，手足厥冷是"阳气"衰微，因此，预后不良。

"大腹而泄"是脾肾阳虚，脾湿下陷，多见便溏浮肿，脉象微细而涩，是与证相符的阳虚脉象，如果脉象紧大而滑就是相反了。

53

第十八难

论三部九候脉法与脏腑经脉配合及积聚痼疾的脉象

【原文】十八难曰：脉有三部，部有四经[1]，手有太阴、阳明，足有太阳、少阴，为上下部[2]，何谓也？

然，手太阴、阳明金也，足少阴、太阳水也，金生水，水流下行而不能上，故在下部也。足厥阴、少阳木也，生手太阳、少阴火，火炎上行而不能下，故为上部。手心主[3]、少阳火，生足太阴、阳明土，土主中宫，故在中部也。此皆五行子母更相生养者也。

脉有三部九候，各何主之？

然，三部者，寸、关、尺也。九候者，浮、中、沉也。上部法天，主胸以上至头之有疾也；中部法人，主膈以下至脐之有疾也；下部法地，主脐以下至足之有疾也。审而刺之者也。

人病有沉滞久积聚[4]，可切脉而知之耶？

然，诊在右胁有积气，得肺脉结，脉结甚则积甚，结微则气微。

诊不得肺脉，而右胁有积气者，何也？

然，肺脉虽不见，右手脉当沉伏。

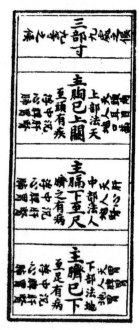

十八难三部九候图

其外痼疾[5]同法耶？将异也？

然，结者，脉来去时一止，无常数，名曰结也。伏者，脉行筋下也。浮者，脉在肉上行也。左右表里，法皆如此。

假令脉结伏者，内无积聚，脉浮结者，外无痼疾，有积聚脉不结伏，有痼疾脉不浮结，为脉不应病，病不应脉，是为死病也。

【注释】

[1] 脉有三部，部有四经：三部，指寸、关、尺。人有十二经脉，寸关尺三部之中，每部有四经。

[2] 上下部：以寸关尺分上中下。

[3] 手心主：《素问·遗篇》曰：膻中在胸两乳间，为气海，手厥阴包络之所居，此作相火位，故言臣使，主其喜乐。"手心主"就是手厥阴心包络经。

[4] 积聚：指腹内结块。一般以固定不移者为积，病属五脏；聚散无常者为聚，病属六腑。

[5] 痼疾：指久治未愈的慢性病。

55

【语译】 十八难说：脉有寸、关、尺三部，每部各有四经，手经有太阴肺经、阳明大肠经，足经有太阳膀胱经、少阴肾经，分别配为上（寸）部和下（尺）部，为什么？

对，手太阴肺经和手阳明大肠经属金，足少阴肾经和足太阳膀胱经属水，金生水，水性流下而不能向上，所以诊于左（尺）下部。足厥阴肝经和足少阳胆经属木，生手太阳小肠经和手少阴心经的火，火性上行而不能下，所以诊于左（寸）上部。手心所主的厥阴心包络和少阳三焦经属相火，生足太阴脾经和足阳明胃经的土，土位居中央，所以诊于右（关）中部。这些都是五行子母循环生养关系的缘故。

诊寸口脉有三部九候，各分别主哪些疾病呢？

寸口脉三部，为寸、关、尺。每部都有浮、中、沉，共成九候。两手寸部法天为上，主胸部以上到头部的疾病；关部法人在天地之中，主膈膜以下到脐部的疾病；足部法地在下，主脐以下至足的疾病。审察确诊疾病在何部位后给以针刺治疗。

　　人病是因为有沉伏体内而滞留日久的积聚，可以通过切脉知道吗？

　　可以，诊察到患者在右胁部位有积聚之气，切脉又见到肺脉结，脉状结甚的则积聚严重，脉状微结的则积聚之气轻微。

　　如果诊脉时未见异常肺脉，而患者右胁部却有积聚之气的，如何判断？

　　肺脉虽然未见异常，但右手脉象应当重指着骨得沉伏脉。

　　如果病人躯体患有痼疾，是用同样的方法诊断呢，还是用其他不同的方法诊断呢？

　　所谓结脉，是脉搏动中有时出现一次歇止，止无定数，叫做结脉。所谓伏脉，脉搏动于筋之下（重按以指推筋着骨乃得）。所谓浮脉，脉搏动于肉上（轻取可得）（结在左，则病在左。结在右，病亦在右。脉结浮病在表，脉结伏病在里）。判断左右表里的病变，诊断方法都是这样。

　　假如脉象结而伏的患者，内部却没有积聚，脉象浮而结的患者，外部却没有痼疾；或内有积聚，脉不出现结伏，外有痼疾，脉不出现浮结。这些，是脉象不与病证相应，或者是病证不与脉象相符，都是难治愈的病证。

　　【按语】本难"论三部九候脉法与脏腑经脉配合及积聚痼疾的脉象"与前面第十五难"论脉象与四时的关系"，均采取"脉位法天地五行论"来说明问题。以五行子母更相生养讲述十二经脉与"脉有三部，部有四经"。五行更相生养谓："右寸金生左尺水，水生左关木，木生左寸君火，君火生右尺相火，相火生右关土，而后生右寸金。"

　　《脉经》中，将寸口分寸、关、尺三部位，讲得很清楚："从鱼际至高骨（桡骨茎突）却行一寸，其中名曰寸口。从寸口至尺，名曰尺泽，故曰尺寸。寸后尺前，名曰关。"本难把寸关尺三部分为浮中沉，叫"三部九候"。这就使《难经》和《内经》的三部九候名同实异了（见前第一难三部九候切脉部位的示意图）

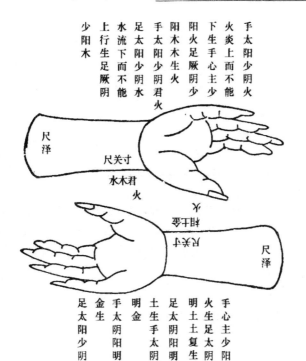

少阳木　水流下而不能上行生足厥阴　足太阳少阴水　手太阳少阴水　阳木木足厥阴少阴水　阳火木足厥阴少阴君火　火炎上而不能下生手心主少　手太阳少阴火

尺泽　　尺关寸　　水木君火

尺关寸　尺泽

足太阳少阴水　金生　手太阴阳明金　明金　土生手太阴阳明土　足太阴阳明金　明土土复生金　火生足太阴阳明相　手心主少阳相

　　本难以五行子母更相生养之说为依据，论述了"三部九候"与脏腑的配合关系，作为医生临床诊察脏腑疾病的部位。《难经》以后，历代不少医家，论述了寸、关、尺三部与脏腑经脉的配合方法，略有差异。其相同点均以五脏为主，以腑配脏。兹将几种分配方法，简略归类，列表如下，可供临证参考。其中以王叔和之法运用最广。

		王叔和	李东垣	滑伯仁	李时珍	喻嘉言	李士材	张景岳	医宗金鉴
左手	寸	心 小肠	心 小肠	心 小肠	心 膻中	心	心 膻中	心 心包络	膻中 心
	关	肝 胆	肝 胆	肝 胆	肝 胆	肝 胆	肝 膈	肝 胆	肝 胆
	尺	肾 膀胱	肾 膀胱	肾 膀胱	肾 小肠	肾 膀胱、 大肠	肾 小肠、 膀胱	肾 膀胱、 大肠	小肠、 膀胱 肾

续表

		王叔和	李东垣	滑伯仁	李时珍	喻嘉言	李士材	张景岳	医宗金鉴
右手	寸	肺 大肠	肺 大肠	肺 大肠	肺 胸中	肺	肺 胃中	肺 膻中	胸中 肺
	关	脾 胃	脾 胃	脾 胃	胃 脾	脾 胃	脾 胃	脾 胃	胃 脾
	尺	命门 膀胱 （子户 三焦）	命门 三焦	三焦 心包络	肾 大肠	肾 三焦、 小肠	肾 大肠	命门 三焦、 小肠	大肠 肾

  以上各家分歧点在于大小肠和三焦，诊断时不可泥。患者病剧
证危，有不分寸关尺，但分浮中沉，左诊心肝肾，右诊肺脾命门，
以候各脏病的，是求其根本的一种办法。诊老人、久病、产后的虚
弱患者可用此法。

  从临床实际看，积聚和痼疾患者不一定必见结脉，而见结脉的
病人不一定患积聚和痼疾。本难的有关论述应结合实际情况分析，
灵活对待。

第十九难

论男女的恒反脉象

【原文】十九难曰：经言脉有逆顺，男女有恒，而反者，何谓也？

然，男子生于寅，寅为木，阳也。女子生于申，申为金，阴也。故男脉在关上，女脉在关下。是以男子尺脉恒弱，女子尺脉恒盛，是其常也。

反者，男得女脉，女得男脉也。其为病何如？

然，男得女脉为不足，病在内，左得之，病在左，右得之，病在右；随脉言之也。女得男脉为太过，病在四肢，左得之，病在左，右得之，病在右；随脉言之，此之谓也。

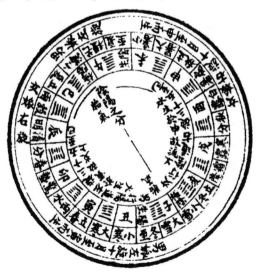

十九难男女有相反图

【语译】十九难说：古代医经讲，脉象有逆和顺，男女各有一定的常规，而与常规相反的，是什么情况呢？

男子生于寅时，寅五行为木，属阳。女子生于申时，申五行为金，属阴。因此男脉强盛在关上的寸部，女脉尺浮寸沉盛在关下。所以男子的阳气盛尺脉弱，女子的阴气盛尺脉常强盛，这是男女脉象的常规。

所谓和常规相反的，就是男子诊得尺盛的女脉，女子诊得尺弱的男脉了。相反的脉象发病的情况怎样呢？

男子诊得女脉为不足的虚证，病在内部；左侧诊得，病就在左侧，右侧诊得，病就在右侧；根据脉象部位来说明疾病的所在。女子诊得男脉，为有余的实证，病在四肢。左侧诊得，病在左，右侧诊得，病在右侧；根据脉象部位来断定疾病的所在，这就是相反脉象的发病情况。

【按语】古人认为女子脉象较男子为濡弱，这是男女阴阳有别。

本难从论人之初男女配合之道，阴阳交会之所："元气始于子，人之所生也。自子推之，男子从左行三十，而至巳，女从右行二十，而至巳；为夫妇怀妊也。十月而生，男从巳左行十月至寅，故男行年起于丙寅。女从巳左行十月至申，故女行年起于壬申。所以男子生于寅，女子生于申。"以言此，推知脉盛于上下，推之强弱，诊其有余不及。

"男得女脉为不足，病在内。""不足"是阴不足。由于阴不足，则阳入乘之，所以阳不见于寸口，而反见尺内；阴主内，所以推知病在内。"女得男脉为太过，病在四肢。""太过"是指阳气盛，四肢为外为阳，所以病在四肢。

第二十难

论脉的阴阳伏匿现象

【原文】二十难曰：经言脉有伏匿[1]。伏匿于何脏而言伏匿耶？

然：谓阴阳更相乘，更相伏也。脉居[2]阴部，而反阳脉见者，为阳乘[3]阴也；脉虽时沉而短，此谓阳中伏阴也；脉居阳部，而反阴脉见者，为阴乘阳也；阴虽时浮滑而长，此谓阴中伏阳也。

重阳者狂，重阴者癫。脱[4]阳者见鬼，脱阴者目盲。

【注释】

〔1〕伏匿（fúnì）：伏，潜伏；匿，隐藏。

〔2〕居：所在。脉居阴部，脉的阴部所在。此难所谈脉的阴阳，非独指寸口寸部为阳，尺部为阴，若前后论，即寸为阳部，尺为阴部，若以上下论，肌肉上为阳，肌肉下为阴。

〔3〕乘（chéng）：趁，乘机。

〔4〕脱：离开，断绝了关系。

【语译】二十难说：医经讲，脉有隐伏和藏匿现象。隐伏藏匿在哪一脏的部位因而说是隐伏藏匿呢？

这是所谓阴脉阳脉互相乘袭、互相隐伏。脉的阴部所在，而反见阳脉的，为阳乘阴脉部位，脉诊时虽然有时可以见到沉涩而短的阴脉，这叫做阳脉中隐伏着阴脉。脉的阳部所在，而反见阴脉的，

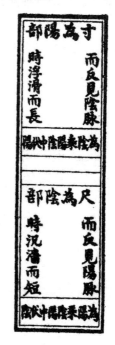

二十难脉有休匿图

是阴脉袭于阳部，脉诊时虽然有时可以见到浮滑而长的阳脉，这叫做阴脉中隐伏着阳脉。

尺寸部都见阳脉者患阳疾狂病，尺寸部都见阴脉者患阴疾癫病，离开了阳气的会妄见鬼神，离开了阴气的会二目不明。

【按语】此难讲脉阴阳相乘中有伏匿，伏匿就是不见于本位，仅藏于他部。

阴阳伏匿而极就是所谓的"重阴"、"重阳"；不止伏匿，而是阴皆变为阳，阳皆变为阴了。重阳脉浮滑而长，加于实数；阳疾患者口出狂言、狂越弃衣、喜怒有失常态。重阴脉尺中既沉短而涩，而又盛实；僵仆于地，闭目不醒，称之谓"癫"。脱阳脉关以前细微甚，呈无阳气的状态；患者心神失常，视觉错乱，目中妄睹鬼物。脱阴脉尺中微细甚，患者精气已脱，所以二目不明。

第二十一难

论形病与脉病的关系

【原文】二十一难曰：经言人形病，脉不病，曰生；脉病形不病，曰死。何谓也？

然，人形病脉不病，非有不病者也，谓息数不应脉数也。此大法。

【语译】二十一难说：医经上讲人形体呈病态切脉却不见病象，虽病必生；切脉见病象形体却不显病态，虽不病亦死。这是什么道理呢？

如此人的形体呈病态切脉却不见病象，并不是脉象确实没有病，是说其次数与脉搏动的次数不相符合。这是诊察疾病的重要方法。

【按语】二十一难主要论述脉与证的关系，人以脉为主，若其人形体羸瘦，精神倦滞，呈病态，诊其脉，惟息数不应脉数，虽然营卫有伤，而不见至损死绝的脉象，虽病必生，因为从脉象表现知其脏腑无恙。其人若脉象代革频见，虽然其形体肌肉丰满，饮食如常，未见病态，可是其脏腑已坏，不可救药。

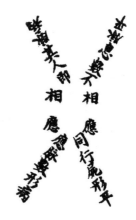

二十一难形脉相反之图

本难着重阐述舍证从脉的辨证方法，讲脉诊的重要性，由于答词文欠完整使人不好理解。"凡脉证不相合，必有一真一假，须细辨之"，舍脉从证与舍证从脉，是辨别疾病的关键之一，须四诊合参才能取舍得宜。

　　张仲景在《辨脉篇》中讲："脉病人不病，名曰行尸，以无王气，卒眩仆不省人者，短命则死。人病脉不病，名曰内虚，以无谷气，虽困无害。"

第二十二难

论一脉变为二病

【原文】 二十二难曰：经言脉有是动，有所生病。一脉辄变为二病者，何也？

然，经言是动者，气也；所生病者，血也。邪在气，气为是动；邪在血，血为所生病。气主呴[1]之，血主濡[2]之。气留而不行者，为气先病也；血壅[3]而不濡者，为血后病也。故先为是动，后所生病也。

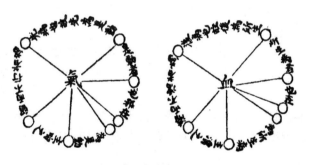

二十二难一脉变为二病之图

【注释】

〔1〕呴（xǔ）：开口出气顺畅。

〔2〕濡：滋养。

〔3〕壅：堵塞。

【语译】 二十二难说：医经上讲十二经隧的脉有是动，有所生病。每一条经脉的病变总是分为两种病候，是什么道理？

医经上讲是动，是病在气；所生病，是病在血。邪在气分，气的病变就是"是动";邪在血分,血的病变就是所生病。气出顺畅其功能是温煦人体肌肤,血主要的功能是濡润滋养全身。气涩滞不能通畅运行的,是气先发生病变;血脉壅塞经脉皮肤与肌肉得不到血液滋润营养的,是邪气侵犯血脉后发生的病变。所以首先发生的为是动,而后发生的为所生病。

【按语】本难概述十二经的病候,有气、血之分,称为"是动"和"所生病"。认为是动的病变在气分,所生病的病变在血分。中医的气血循环基本理论认为,人体血液的调和及其循环不息,与气有莫大关系。血液所以能够周流不息、滋养全体,全赖气的推动作用,所谓"气为血之帅"、"气行血自行"就是这个道理。所以在临床上对有关血液、津液、水道等运行失常的许多疾病,皆以调气、行气或补气为主要治疗方法。机体内物质的运行,脏腑器官的活动,以及整体的协调,无不依仗着气的作用而实现,所以"经言是动者,气也"。气的运行,涩滞不畅,血脉就会空虚,则经脉、皮肤、肌肉得不到足够的营养,就会产生不知痛痒而麻木的症状。若是邪气侵犯血脉,气的运行不顺,血液便会停滞在局部的肌肉里,酿成痈肿之类的病变。

本难论述了气血之间的关系,并讲脉搏动是气的作用,而所生病是血的原因,所以一脉变为二病,由于气病传血。

66

第二十三难

论经脉的度数及循行

【原文】二十三难曰：手足三阴三阳，脉之度数[1]，可晓以不？

然，手三阳之脉，从手至头，长五尺，五六合三丈。

手三阴之脉，从手至胸中，长三尺五寸，三六一丈八尺，五六三尺，合二丈一尺。

足三阳之脉，从足到头，长八尺，六八四丈八尺。

足三阴之脉，从足到胸，长六尺五寸，六六三丈六尺，五六三尺，合三丈九尺。

人两足蹻脉[2]，从足至目，长七尺五寸，二七一丈四尺，二五一尺，合一丈五尺。

督脉[3]、任脉[4]，各长四尺五寸，二四八尺，二五一尺，合九尺。

凡脉长一十六丈二尺，此所谓十二经脉长短之数也。

经脉十二，络脉十五[5]，何始何穷也？

然，经脉者，行血气，通阴阳，以荣于身者也。其始从中焦，注手太阴阳明，阳明注足阳明太阴；太阴注手少阴太阳，太阳注足太阳少阴，少阴注手心主少阳，少阳注足少阳厥阴；厥阴复还注手太阴。

别络十五，皆因其原[6]，如环无端，转相灌溉，朝于寸口、人迎，以处百病，而决死生也。

经云：明知终始，阴阳定矣。何谓也？

然，终始者脉之纪也。寸口、人迎，阴阳之气通于朝[7]使[8]，如环无端，故曰始也。终者，三阴三阳之脉绝，绝则死。死各有形，故曰终也。

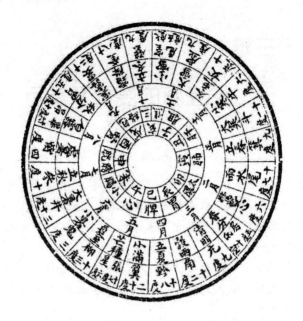

68

宿度每度
俱有零度
圖内止舉
其成數耳
不及備言
其零欲得
其詳必知
五星通軌
度分斯可
矣惟梛度
無零數也

二十三难经脉丈尺之数合天文宿度始从中焦流注图

【注释】

〔1〕度数：指按"同身寸"度量经脉长短的尺寸数。

〔2〕跷脉：跷脉属奇经，有调节肢体运动及眼睑开合功用。跷脉有阴阳之分，左右足各有阳跷、阴跷，两足合四脉。阳跷起于跟中，从足太阳申脉穴，循外踝上行入风池；阴跷亦起于跟中，从足少阴照海穴，自然骨之后，由内踝上行至咽喉，于目内眦合太阳脉。

〔3〕督脉：奇经八脉之一，为阳脉之海，有总督诸阳经的作用。主要循行路线：起于尾骨端长强穴下的会阴部，沿脊柱直上到颈项风府穴，脉气入于脑部，上巅，下行到鼻，经水沟到龈交止。

〔4〕任脉：奇经八脉之一，为阴脉之海，有总任诸阴经的作用，其循行路线，起于胞中，出于会阴，沿腹正中上行，过胸腹至咽喉，

再上颐、面到两目下。

〔5〕络脉十五：十二经各有一络，加阴络、阳络、脾之大络，共为十五别络。

〔6〕皆因其原：因，依顺。原，来源。十五别络都是从经脉分出的旁支，和十二经脉同源，并顺随参加十二经脉的整体循环。

〔7〕朝：会集。

〔8〕使：派遣出使。

【语译】 二十三难说：手足三阴三阳经，这些经脉若按"同身寸"计，其长短尺寸数，可以明白地讲述吗？

可以。手三阳经脉，从手指循臂上行到头部的距离，长五尺，左右六条共计长三丈。

手三阴经脉，从手指到胸中的距离，长三尺五寸，左右六条六三得一丈八尺，六五得三尺，共计长二丈一尺。

足三阳经脉，从足趾向上行到头部的距离，长八尺，两足六条六八合计共四丈八尺。

足三阴经脉，从足至胸，长六尺五寸，两足六条，六六三丈六尺，六五三尺，合计共三丈九尺。

人两足跻脉，从足跟中循外踝上行至目，长七尺五寸，左右两条，二七一丈四尺，二五一尺，合一丈五尺。

督脉，任脉，各长四尺五寸，二四得八尺，二五得一尺，合计共九尺。

以上经脉总长十六丈二尺，这就是十二经脉的长短度数。

经脉有十二，络脉有十五，它们从哪里开始到哪里终止的呢？

人体的经脉，是运行转注气血，循环不息，通阴阳以营养周身，使筋骨皮肉等等组织与器官获得营养补给，维持正常的生理活动，维护健康。经脉始于中焦，首先流注到手太阴肺经和手阳明大肠经；再从手阳明大肠经注入到足阳明胃经和足太阴脾经；从足太阴脾经注入到手太阴心经和手太阳小肠经；然后从手太阳小肠经流注到足太阳膀胱经和足少阴肾经；接着从足少阴肾经流注到手主（即手厥阴心包经）和手少阳三焦经；又从手少阳三焦经流注到足少阳胆经和足厥阴肝经；最后从足厥阴肝经又复述流注到手太阴肺经。

别络十五，都随着它的经脉来源十二经脉一起运行，好像圆环一样周而复始，转输气血以起到共同灌溉周身的作用，会集在寸口、人迎，所以医者诊察寸口、人迎脉的搏动情况，可以用来处理各种疾病，并从而决断预后的良恶。

医经上说，知道明了了脉气的终始，就可以判断人体阴阳是否协调，为什么这样讲呢？

脉气的终始是脉的法度。寸口和人迎，是人体阴阳之气会集处又是出使通达全身阴阳的起点，脉气循环往复像圆环一样，所以说是生命之始。所谓脉气终止，是说三阴三阳经的脉气已经竭绝，脉气竭绝就会死亡。阴阳各经气绝各有不同的症状，称为脉气终止。

【按语】 此难论十二经脉的长短，又谈了阴跷从足至目，督任二脉，独不言阳跷；阳跷亦起于跟中，循外踝上入风池穴，亦长一丈五尺。

人体手足各十二脉，为二十四脉，督、任、两跷四部，合为二十八脉，以应二十八星宿。

十二经始从中焦，饮食入胃经过腐熟，脾将其精微运化吸收，注于心肺，化生气血，然后通过经脉运行转注，滋养全身，所以说其始从中焦。经脉运行转注的动力，称为"经气"。

二十三难经脉丈尺之数合天文宿度始从中焦流注图。宿度每度俱有零度，图内止举其成数耳，不及备言，其零欲得，其详必知，五星通轨，度分斯可矣，惟柳度无零数也。

第二十四难

论各经气绝的症状和预后

【原文】二十四难曰：手足三阴三阳气已绝，何以为候？可知其吉凶不？

然，足少阴气绝，即骨枯。少阴者，冬脉也，伏行而温于骨髓。故骨髓不濡[1]，即肉不着骨；骨肉不相亲，即肉濡而却[2]；肉濡而却，故齿长而枯，发无润泽；无润泽者，骨先死。戊日笃[3]，己日死。

足太阴气绝，则脉不荣其口唇。口唇者，肌肉之本也。脉不荣，则肌肉不滑泽；肌肉不滑泽则肉满[4]；肉满则唇反；唇反则肉先死。甲日笃，乙日死。

足厥阴气绝，即筋缩引卵与舌卷。厥阴者，肝脉也。肝者，筋之合也。筋者，聚于阴器而络于舌本，故脉不荣则筋缩急；筋缩急，即引卵与舌；故舌卷卵缩，此筋先死。庚日笃，辛日死。

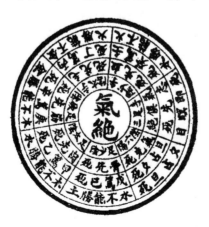

二十四难阴阳气绝之图

手太阴气绝，即皮毛焦。太阴者，肺也，行气温于皮毛者也。气弗荣，则皮毛焦；皮毛焦，则津液去，津液去，即皮节[5]伤；皮节伤，则皮枯毛折；毛折者，则毛先死。丙日笃，丁日死。

手少阴气绝，则脉不通，脉不通则血不流，血不流则色泽去，故面黑如黧[6]，此血先死。壬日笃，癸日死。

三阴气俱绝，则目眩转[7]，目瞑[8]；目瞑者为失志；失志者则志先死。死则瞑目也。

六阳气俱绝，则阴与阳相离。阴阳相离，即腠理泄，绝汗[9]乃出，大如贯珠，转出不流，即气先死。旦占夕死，夕占旦死。

【注释】

〔1〕骨髓不濡：濡，浸渍、湿润。骨髓不濡，骨髓得不到正常的营养补给。

〔2〕肉濡而却：濡，此处音义同"软"，柔软的意思。却，退缩，无能力。肉濡而却，肌肉软弱萎缩而无能力。

〔3〕笃：疾病沉重。

〔4〕肉满：指人中沟变浅或消失。

〔5〕皮节：节，物体之间相连的地方。皮节，是指皮肤与毛发连接处。

〔6〕黧：黑色。黑而无光泽，如漆柴。

〔7〕目眩转：眩，眼睛昏花看不清楚。转，目或反背，或朝上，或左右侧。

〔8〕目瞑：闭眼。

〔9〕绝汗：由于阴阳隔绝，阴竭于内，阳脱于外，而导致汗出，所以称为绝汗。

【语译】 二十四难说：手足三阴三阳的经气已经竭绝，会有什么样的证候，可以测知疾病预后的吉利或不幸吗？

足少阴经气竭绝，其症状是骨骼枯萎。足少阴肾经，属水是冬藏的经脉，深潜在体内运行具有滋养温暖骨髓的作用。骨髓得不到经气的滋养和温暖，肌肉就不附着于骨；骨骼和肌肉不相亲近，肌肉就会软而萎缩；由于齿龈之肉结缩，所以牙齿显得长而枯燥，发得不到津液因此不润泽；发失去光泽，是骨先死的征兆。这种病到戊日病势沉重，己日死亡。

　　足太阴经气竭绝，则经脉之气不能营养口唇。口唇的状况，是窥测肌肉荣枯的依据。足太阴脾经脉不能转注营养给肌肉，则肌肉就不会再滑润光泽；肌肉失去滑润光泽则人中沟就会变浅或消失；人中沟变浅或消失就会呈现口唇外翻的症状；口唇外翻是肉先死的征兆。这种病到甲日病势沉重，乙日死亡。

　　足厥阴经气竭绝，就会筋脉收缩牵引睾丸上缩与舌卷。足厥阴经，属于肝的经脉。肝脏，与筋及其运动有着一系列的关系。筋，聚合在阴器而又联络于舌本，所以足厥阴肝经脉不能转注营养则导致筋收缩拘急；筋收缩拘急，就会出现囊缩舌卷；所以舌卷囊缩，这是筋先死的征兆。这种病到庚日病势沉重，辛日死亡。

　　手太阴经气竭绝，就会皮肤和毛发憔悴。手太阴经，属肺的经脉，运行经气能湿润皮肤和毛发。手太阴肺经的经气不能营养皮毛，则皮毛就会憔悴；皮毛憔悴，是由于津液已消耗；津液消耗，就会导致皮肤与毛发连接处损伤；皮肤与毛发连接处损伤，就会呈现皮肤枯槁毛发折断的症状；毛发折断，是毛发先死的征兆。这种病到丙日病势沉重，丁日死亡。

　　手少阴经气竭绝，则经脉就不畅通。经脉不畅通则血液就不能周流，血液不能周流则面色就会失去其原来的红润颜色和光泽；所以面部呈现黑色如漆柴，这是血先死的征兆。这种病到壬日病势沉重，癸日死亡。

　　手足三阴经的经气都竭绝的，则眼睛视物不清，眼球翻转，眼睛闭合；眼睛闭合的为失去了精神意识思维；失去精神意识思维的则神志已先死亡。人已经死亡则眼睛闭合。

　　六阳经（手足三阳经）的经气都竭绝的，则阴气与阳气互相隔离；阴阳之气互相隔离，则腠理开泄，绝汗排出，大得如串珠一般，冷汗转出皮肤而凝滞不流，是阳气先死的征兆。如征兆在早晨出现可以预测晚上将死亡，晚上出现可以预测次日晨将死亡。

　　【按语】本难讲述了亡阴亡阳疾病危重时，由于经气竭绝而出现的临床症状。此难紧承上文手足三阴三阳气绝必有其候。因为十二经脉之气，源于脏腑，经气的虚实，由脏腑的盛衰而定，所以经气竭绝，实质上是脏腑之气的竭绝。医生对患者全身有关各部进行观察，主要观察病体外部的神、色、形、态，以推断疾病的变化。人体外部和五脏六腑有着密切关系，所以通过对外部的观察，可诊断整体的病变，知其规律就能判断疾病的预后良恶。

我们知道，中医学将五行结合到人体，是以五脏为基础，如肝属木，心属火，脾属土，肺属金，肾属水。由于五脏与五体（筋、脉、肌肉、皮毛、骨）、五官（目、舌、口、鼻、耳）等，在生理功能或病理变化上有密切联系，形成了一系列的关系。如肾脏与骨和髓的生长发育有一定关系，《素问·阴阳应象大论》有"肾生骨髓"，《灵兰秘典》有"肾者作强之官，伎巧出焉"的论说。这说明肾气壮盛则人体精力充沛，脑力亦精巧灵敏；肾气不足则会产生腰酸骨痛，肢体无力等症，并会引起健忘失眠、头昏耳鸣等疾患。肌肉的生成主要依靠水谷精气的供给，而输布水谷精气是脾脏的功能，在脾不能为胃运行津液的情况下，肌肉和四肢的营养就要缺乏。正常人的肌肉丰满，口唇都是润红而有光泽的，反之，消化力薄弱的人，则每见肌肉消瘦，口唇苍白无华。所以，四肢肌肉以及口唇的外表现象，能与脾的变化相应。肝脏与筋及其运动关系密切。在临证时出现筋骨酸痛，筋挛拘急，角弓反张，舌卷囊缩等症状时，都认为是肝与筋的病变。筋为肝所主。《素问·五脏生成》说："肝之合筋也。"肺合皮毛。这里所说的皮毛，主要是指肌表皮肤及汗毛而言，肌表皮肤是人体卫外的阳气所敷布的地方，能随着外界气温及体温的变化而起调节作用。如果肺脏虚，则阳气亦虚，皮毛的适应机能就会减弱而容易感冒，甚至出现自汗、盗汗等现象。《素问·痿论》指出："肺主一身之皮毛。"心是司血液循环的主要器官，是生存之本，其华在面，其充在血脉。如果心与血脉虚弱，则反应为面色苍白而无光泽，如心气衰竭，血脉的运行就不能通畅，面色就会失去原来的红润，转为灰黯或青紫色。医生可以从症状来判断心与血脉的关系。

本难中，某日笃，某日死，是根据五行相胜之说而来。

"戊己，土也。肾，水也。土克水，故云戊日笃，己日死也。"其余类推。

本难对于临床辨证，具有一定的实践意义，而对疾病的发展和预后的断言，只是一种估计。

本难叙述阴经气绝，缺手厥阴经，循行部位在腕上二寸处两筋之间，沿本经经脉上行，系于心包络。因为心包包于心脏之外，不是个独立的脏器，按五行结合人体，仅以五脏为基础，将手少阴心经脉和手厥阴心包络归心一脏，所以，心有二脉。

75

第二十五难

论十二经脉

【原文】二十五难曰：有十二经，五脏六腑十一耳，其一经者，何等经也？

然，一经者，手少阴与心主别脉也。心主与三焦为表里，俱有名而无形，故言经有十二也。

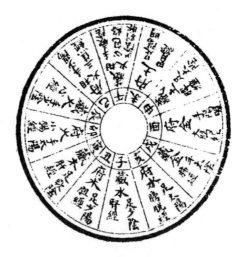

二十五难十二经之图

【语译】二十五难说：人体有十二经脉，五脏和六腑一共有十一个脏器，其余的一经，系于什么脏器呢？

其余的一经，是手少阴心经分别开的手厥阴心包经，手少阴心经与心包络系心一脏。心包络与三焦互为表里，都是有名而无形，所以说经脉共有十二。

【按语】"经络"是人体气血运行、经过、联络的通路。"经"像径路无所不通。"络"像网罗的错综联接。经络以脏腑为主宰，分布于周身，通达表里，贯彻上下，互相联系，而成为有机的整体，并且组成了各有所属的系统。按"人与天地相应"的思想，"地有十二经水，人有十二经脉"。(《灵枢·邪客篇》)

心包络是心的卫外，有保护心脏的功能，西方医学所谓的心外之夹膜就是。其膜分内外两层，外层厚而且坚密，上裹总回管脉管，下与膈膜之上层相粘；内层外连于外层，内粘于心，其脉与膈的脉管，肺的气食两管，而贯通于脑筋。心经脉络，亦从包络发出，以达周身。心脏有二脉，心主（心包络）有名而无脏。

心包和三焦（参阅第三十一难）在功用上是表里相通密切配合的。手厥阴经是络三焦属心包；手少阳经是络心包属三焦。二者的经脉有着互相表里的关系，脉络原自相通。

十二经脉，阳经主表，阴经主里，实际上是阴阳配偶的关系。十二经脉表里相传；在脏腑之间，阴经属脏络腑，阳经属腑络脏；在手足末端，手经阴交与阳，足经阳交于阴。十二经脉，手经与足经互相传注，有上下相传的关系。在头面，手阳经交足阳经都在于此；在胸胁，足阴经交手阴经都在于此。

第二十六难

论十五别络

【原文】二十六难曰：经有十二，络有十五，余三络者，是何等络也？

然，有阳络，有阴络，有脾之大络。阳络者乃阳跷之络也。阴络者阴跷之络也。故络有十五焉。

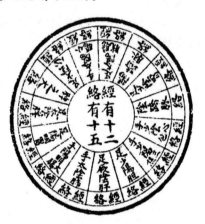

二十六难络有十五之图

【语译】二十六难说：经脉有十二，络脉有十五，除十二经各有一络之外，余下的三络，是什么络呢？

有一阳络，有一阴络，还有脾的大络。阳络是阳跷的络脉。阴络是阴跷的络脉。所以络脉共有十五。

【按语】别络，是自经脉别出的分支，能在经与经之间，担任主要的联络活动，因而称为"别络"。

　　十五别络是十二经脉与任脉、督脉的别络及脾的大络所组成的。十二经在肘膝以下，各有一络，络于相互表里的阴阳两经之间，从阳走阴，从阴走阳，为十二经脉在四肢互相转注的纽带，也就是说它们参加了十二经脉的整体循环。督脉别络除别走太阳以外，并能联络任脉与足少阴经脉。任脉的别络络于冲脉。脾更另有大络，能够总统阴阳诸络。这三者都在躯干发挥其联络的作用。

第二十七难

论奇经八脉

【原文】二十七难曰：脉有奇经八脉者，不拘于十二经，何谓也？

然，有阳维，有阴维，有阳跷，有阴跷，有冲，有督，有任，有带之脉。凡此八脉者，皆不拘于经，故曰奇经八脉也。

经有十二，络有十五，凡二十七气，相随上下，何独不拘于经也？

然，圣人[1]图设沟渠，通利水道，以备不测。天雨降下，沟渠溢满，当此之时，霶霈[2]妄行，圣人不能复图也。此脉络满溢，诸经不能复拘也。

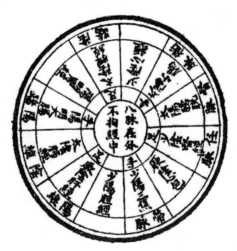

二十七难经别八脉之图

【注释】

〔1〕圣人。有极高技能的工程设计人员。

〔2〕霶霈：形容大雨后的水势。

【语译】 二十七难说：经脉中有奇经八脉，它不限制在十二经脉范围之内，是什么道理呢？

经别八脉中，有阳维，有阴维，有阳跻，有阴跻，有冲，有督，有任，有带脉。这八脉，都不限制在十二经脉范围之内，所以称为奇经八脉。

经脉有十二，别络有十五，这二十七经络之气，相互顺接运行于周身上下，为什么唯独"奇经八脉"不限制在十二经脉范围以内呢？

譬如设计者计划开挖沟渠，通畅疏利水道，用以防范预料不到的水患。假如天降大雨，沟渠内的水满外溢，在这个时候，水势妄行，技术人员就不能再计谋开挖沟渠了。奇经气血满溢，十二经也就不能再限制它了。

【按语】 十二经脉是经络之主体，称"正经"。奇经是与正经相对而言。奇的另一个意思是有单独的含意，八脉在互相之间，并无固定的阴阳表里的配偶关系，因而称奇（ji）经。这与五脏六腑之外，又有奇恒之府，是同样的意义。

奇经八脉，在十二经脉之间，起着综合调节的作用。十二经脉犹如"江河"，奇经八脉犹如"湖泽"。八脉各具不同的特点："督"有总督的含义，运行于头项背后的正中线，能够总督一身的阳经，所以称为"阳脉之海"。"任"有总任的含义，运行于颈喉胸腹的正中线，能够总任一身的阴经，所以称为"阴脉之海"。"冲"是冲要的意思，其脉自下而上，位当十二经脉的冲要处，所以称为"经络之海"。"带脉"其脉横行于季胁之下，绕身一周，犹如束带，能总束阴阳诸经，所以名"带"。"跻"有轻健跻捷之义，两跻均起于足跟中，自内踝上行的为阴，自外踝上行的为阳，共同主持人体的运动功能，同时又都上行至目内眦而司眼睑的开合。"维"有维系的意义，运行于诸阴经之间的称阴维，运行诸阳经之间的称阳维。总的

81

来说，奇经八脉固然各有不同的通路与作用，但与十二经脉又存在着不可分割的联系，其中特别以任、督二脉，行于人体前后正中，运行气血，构成中央线主要一环，并且各有专穴，与其他六脉的腧穴都依附于十二经脉之列者不同，所以古人又将任、督两经与十二经并称十四经。

第二十八难

论奇经八脉循行起止

【原文】二十八难曰：其奇经八脉者，既不拘于十二经，皆何起何继也？

然，督脉[1]者，起于下极之俞[2]，并于脊里，上至风府[3]，入属于脑。

任脉者，起于中极[4]之下，以上至毛际，循腹里，上关元，至咽喉间，上循循面，入目络舌。

冲脉者，起于气冲[5]，并足阳明之经，夹脐上行，至胸中而散也。

带脉者，起于季胁，回身一周。

阳跷脉者，起于跟中，循外踝上行，入风池[6]。

阴跷脉者，亦起于跟中，循内踝上行，至咽喉，交贯冲脉。

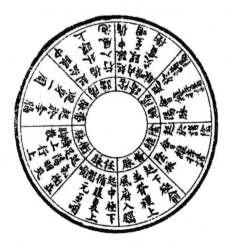

二十八难奇经八脉之图

阳维、阴维者，维络于身，溢蓄不能环流灌溉诸经者也。故阳维起于诸阳会[7]也，阴维起于诸阴交[8]也。

比于圣人图设沟渠，沟渠满溢，流于深湖，故圣人不能拘通也。而人脉隆盛，入于八脉，而不还周，故十二经亦不能拘也。其受邪气，畜则肿热，砭射之[9]也。

【注释】

〔1〕督脉：奇经八脉之一。因手足三阳经多与此经会合，故称"阳经之海"。

〔2〕下极之俞：下极，为极下。俞，即穴。下极之俞，指会阴穴。会阴穴在前后二阴之间，以躯干来讲，是极下部的一个腧穴。

〔3〕风府：穴名。位于项后入发际一寸处。

〔4〕中极：穴名。在脐下四寸处。

〔5〕气冲：即气街穴，位于少腹下方横骨两侧处。

〔6〕风池：穴名。在枕骨粗隆直下的凹陷处与乳突之间。

〔7〕诸阳会：指足太阳膀胱经的金门穴处，在足外踝前下方。

〔8〕诸阴交：指足少阴肾经的筑宾穴，在足内踝的上方。

〔9〕砭射之：砭，砭石。古代人以石为针称"砭石"，用砭石刺破痈肿，或用作针刺工具。砭石射刺放血疗法，具有疏通经络、宣解血气郁滞的作用。现在临床上，仍有用针刺放血疗法。

【语译】二十八难说：奇经八脉，既然不限制在十二经之内，它们的循行是从哪里起始又延续到达哪些部位呢？

督脉，起于下极的会阴穴，并脊柱之内上行至风府穴，深入联属脑府。

任脉，起于中极穴下方的会阴穴处，上行过阴毛的边际，沿着腹里，上行经关元穴，到达咽喉，再上至颏下，走面部，深入眼内联接舌。

冲脉，起于气冲穴处，并足阳明胃经的内侧，挟脐两旁上行，至胸中而散。

带脉，起于胁肋的下部，如束带一样环腰一周。

阳跷脉，起于足跟部，沿足外踝而上行，入风池穴处。

阴跻脉，亦起于足跟部，沿内踝上行至咽喉，交叉贯穿于冲脉的循行部位。

阳维与阴维脉，维系网络周身，二脉盈溢留蓄，不能环流灌溉于十二经中，所以阳维起于诸阳所会的地方；阴维脉起于诸阴所交之处。

好比设计者计划开挖沟渠通畅水流一样，当沟渠里的水量充满外溢了，就会流入深湖之中，所以设计者也不能限制水的流通。而当人体经脉中气血充盛的时候，也就会进入奇经八脉，而非需要时不回入正经周流，所以十二经脉也不能限制它。如果八脉受到病邪的侵袭，蓄积于内就会发生肿、热，可以用砭石射刺放血的方法进行治疗。

【按语】本难承接前难，进一步讨论了奇经八脉的起止点和循行部位。

85

督脉流行，起自会阴穴，循脊中上行至大椎穴，与手足三阳之脉交会；上至风门穴，与阳维会其所，上至百会，与太阳交会；下至于鼻柱下水沟穴，与手阳明交会；准此推论，督脉确实为"阳脉之海"。

任脉起会阴穴（与督脉会于下），上毛际，乃是曲骨穴，在少腹下毛际，与足厥阴会于此；上至关元穴，再上至咽喉，与阴维脉会。任脉贯脊上顶，交于人中，与任脉会于下。

冲脉下至足，上至头，通受十二经气血，所以名"冲"。冲脉起于少腹胞中，向上循于脊里，为全身经络之海。至于它浮行于浅表部分的经脉，并足少阴肾经沿腹向上，会于咽喉，再别行绕络唇口。

带脉，起于季胁下一寸八分（带脉穴），回身一周。

阳跻脉是足太阳之别络，起于中冲穴，上行至脑后风池穴。与足少阴会于居髎，又与手阳明会于肩髎及巨骨，又与足、手太阳及阳维会于臑俞，与手、足阳明会于地仓，又与手、足阳明会于巨髎，又与任脉、足阳明会于承泣。

阴跻脉是足少阴之别络，起于照海穴，上沿大腿内侧入小腹，上沿胸腹内部入缺盆，再上出人迎动脉之前，入顺骨部，至眼内角与足太阳经相合（又与手太阳、足太阳、阳跻脉会于睛明穴）。

阳维脉起于诸阳经交会处的金门穴（与手、足太阳及阳跻会于臑俞，与手足少阳会予天髎，又会于肩井，其在头与足少阳会于阳白，上于本神及临泣，上至本营，循于脑空，下至风池，与督脉会于风府，于哑门了）。

阴维脉起于诸阴经的交会处筑宾穴（与足太阴会于腹哀、大横；又与足太阴、足厥阴会于府舍、期门；与任脉会于天突、廉泉）。

"其受邪气，畜则肿热，砭射之也。"古人对刺络放血非常重视。《素问·血气形志》说："凡治病必先去其血。"临床实践证明，此法具有开窍、泻热、活血、消肿等作用。现在多以三棱针为点刺放血的针具，用它刺破患者身体上的一定穴位或浅表血络，放出少量血液治疗疾病的方法被称为"刺络法"。亦称"刺血络"。中医学对刺络放血有丰富的经验。

第二十九难

论奇经八脉之为病

【原文】二十九难曰：奇经之为病何如？

然，阳维维于阳，阴维维于阴，阴阳不能自相维，则怅[1]然失志，溶溶[2]不能自收持。阳维为病苦寒热，阴维为病苦心痛。阴跷为病，阳缓而阴急。阳跷为病，阴缓而阳急。冲之为病，气逆而里急。督之为病，脊强而厥。任之为病，其内苦结，男子七疝[3]，女子瘕聚[4]。带之为病，腹满，溶溶若坐水中。此奇经八脉之为病也。

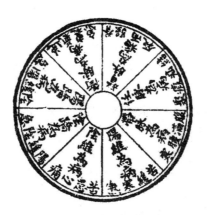

二十九难八脉为病之图

【注释】

〔1〕怅然失志：失意而不痛快。

〔2〕溶溶：疲乏无力的样子。

〔3〕七疝：即冲疝、狐疝、癫疝、厥疝、瘕疝、癀疝、癃疝。中医认为疝气有七种。

〔4〕瘕聚：指癥瘕积聚一类的病症。

【语译】二十九难说：奇经八脉发生病变的证候是怎样的？

阳维脉是维持联系各阳经的，阴维脉是维持联系各阴经的，如果阴阳维脉不能自相维持联系，就会使人有不痛快的失意感，全身疲乏以致动作不能自主。阳维脉发病，多属表证的发热恶寒。阴维脉发病，多为里证的心痛。阴跷发病，下肢阳侧外踝上和缓，而阴侧内踝上拘急。阳跷发病，下肢阴侧内踝上和缓，而阳侧的外踝上拘急。冲脉发病，则气从少腹上冲，腹中急痛。督脉的病证是，脊柱强直而发生昏厥。任脉发生病变，腹内若于气结，男子容易患七疝，女子少腹中有癥瘕或积聚。带脉发病，腹中胀满，腰部无力如同坐在水中一样。这些就是奇经八脉发生病变时所出现的证候。

【按语】二十三难至二十九难论经络，经络学说是中医学理论体系的重要组成部分；在我国古代，经络学说就有精湛的论述。

中医学不是巫术，不是假想，而是一门以实践为基础的真正的科学。中国科技工作者用核探测技术和计算机技术研究经络实质。采用把放射性同位素标记生物大分子作为示踪剂，按照中医经典著作的论述，注入到人体经线上，在测量方法上着重于示踪核素沿经运行的时间空间关系，显示经络的位置。观测到经络走行的方向性，测出了大分子沿经传播的速度，明显地看出大分子团沿经运行时有波动现象。这项科学的、可靠的实验，不仅验证了中医经络学说的科学性，而且迈出了现代科学技术研究中医学实践的可喜一步。

东方和西方有两种不同的科学传统，其深刻差别孕育了两种不同的医学体系。西方随着科学的发展，对组成物质粒子的认识从思辨走上实证，创造了近代科学的光辉成就，也形成了一条固定化思维路线——把粒子作为认识的焦点，即"实物中心论"。其特点是撇开广泛的联系，把事物一步步分解为其组成部分，用各部分来解释整体。正是在这条思路的指导下，西方医学把注意的交点放在"实物粒子"上，器官、细胞、分子，特异性原因，特异性药物成分等等，走了一条分析还原的道路。

东方文明充满着哲理，源于《易经》，是一种"系统中心论"。

认识的交点不是实物粒子，而是粒子之间的关系、演变、转化等等。认为整体是基本实在，分割开来的各部分不能真正说明整体，自发地倾向于今天的场，场与粒子相统一的观念。正是在这种思路指导下，中医学形成了整体观，着重从阴阳、五行、藏象、运气、正邪等矛盾关系上，从整体性功能活动、动态过程、自组织机制来认识疾病，是一种朴素的系统论思路。

我们可以把上述两种不同的科学传统作比较研究，但是，把一种传统作为唯一正确的标准，用来评价另一种传统，只能导致认识上的错误。

现代科学的发展已从"分析时代"进入"系统时代"，科学正处于结束"现实世界简单性"信念的转变中，现代科学的发展，更符合中国的哲学思想。现在科学的这种转折在医学领域深刻反映出来，表现为从"生物－医学"向"生物－心理－社会医学"的转变，以及相应的方法论从还原论向系统论的转变。当从这个新角度重新考察中医时，发现它把握着疾病的深层规律，其内容与现代科学前沿领域的一些课题直接相关；它的理论与方法论模式，与当代医学发展的最新趋势相一致。

中医学的真理随着科学的发展将放射出更灿烂的光芒。

第三十难

论营卫的生成与循行

【原文】三十难曰：荣气之行，常与卫气相随不？

然，经言人受气于谷，谷入于胃，乃传于五脏六腑，皆受于气。其清者为荣，浊者为卫，荣行脉内，卫行脉外，荣周不息[1]，五十而复大会。阴阳相贯[2]，如环之无端，故知荣卫相随也。

【注释】

〔1〕营周不息：营，围绕、营运。营周不息，是指荣气和卫气循环周流不息。

〔2〕阴阳相贯：内为阴，外为阳。阴阳相贯，是说荣气和卫气虽然分道运行在脉内、脉外，但是两者之间是相互依赖、相互调协的整体。

【语译】三十难说：荣气的运行，常同卫气相合而并行吗？

古医书上讲，人体所接受的精微

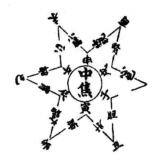

三十难荣卫相随之图

之气来源于水谷饮食。水谷进入胃中，通过胃的腐熟和脾的运化，传于五脏六腑，五脏六腑才能得到水谷的精气来维持其不断的活动。其清者为荣气，浊者为卫气，荣气行于脉中，卫气行于脉外，营养周流不息地在全身运行，一昼夜各循行五十周次后，又会合在手太阴肺经。这样阴阳内外相互贯通，如圆环一样没有端止，所以荣气和卫气有着相互依赖、相互促进的不可分离关系。

【按语】人体需要水谷之气不断供给养料。水谷之气的形成，首先要经过胃腐熟的阶段，再由脾运化，输布精气津液，所以胃是五脏六腑供给营养的泉源，五脏六腑得到水谷精气才能维持其不断的活动。荣气主要的生成来源，是饮食水谷通过脾胃的消化，吸收了其中精微的部分化生而成的。中医学认为，水谷精气的分布，是由胃传肺，从肺输布于血脉之中，而运行于全身，循环不息。卫气同样也是由饮食水谷通过脾胃的消化吸收化生而成的。它们的区别在于运行的道路有所不同，荣在脉中，而卫在脉外。卫气在脉道之外，达于四肢，循行于皮肤分肉之间。

荣气主营养。卫气的功能是温润和营养肌腠，防御和抵抗外邪侵袭，并与皮肤肌肉的机能有着密切的关系。卫气的卫外作用，使营养内脏的功能得以实现；内脏得到了充分的营养，反过来，也使得卫外的机能加强。两者相互依赖，相互促进，也含有阴生阳长之义。

所谓"经言"，是指《灵枢·营卫生会》所说的："人受气于谷，谷入于胃，以传于肺，五脏六腑，皆以受气。其清者为营，浊者为卫，营在脉中，卫在脉外。"

91

第三十一难

论 三 焦

【原文】三十一难曰：三焦何禀[1]何生[2]？何始何终？其治[3]常在何许[4]？可晓以不？

然，三焦者，水谷之道路，气之所终始也。上焦者，在心下，下膈，在胃上口，主内而不出，其治在膻中，玉堂下一寸六分，直

三十一难三焦之图

两乳间陷者是。中焦者，在胃中脘，不上不下，主腐熟水谷，其治在脐旁。下焦者，在脐下当膀胱上口，主分别清浊，故主出而不内，以传导也，其治在脐下一寸。故名曰三焦，其府[5]在气街[6]。

【注释】

〔1〕禀：承受。

〔2〕生：疑为"主"字之误。功能的意思。

〔3〕治：针刺治疗。

〔4〕何许：什么地方、什么部位。

〔5〕府：汇聚的地方。

〔6〕气街：即气冲穴，位于少腹下方横骨两侧处。

【语译】三十一难说：三焦承受什么和主管什么？它的部位从哪里开始到哪里终止？它的针治部位在哪里？这些问题可以了解清楚吗？

93

三焦，是机体受纳水谷、吸收营养、排泄糟粕的道路，为人体精气运行的终始。上焦，位置在心下，至横膈膜的一段在胃的上口，主管水谷受纳而不排出，其针治部位在膻中穴，玉堂穴下一寸六分，正当两乳之间的凹陷处。中焦，位置在胃的中脘处，不偏上不偏下，功能是主消化水谷，针治部位在脐旁的天枢穴。下焦，位置在脐下膀胱的上口处，功能是分别清浊，所以主排出糟粕而不纳入，起着传导的作用，针治部位在脐下一寸处。所以上、中、下三部合称为三焦，三焦之气汇聚在气街。

【按语】三焦是六腑之一，但与其他五腑有所不同。根据《灵枢·营卫生会》及《医学正传》等书籍记载，人体在部位上有上焦、中焦、下焦之划分。从胃上口贲门上至舌下，包括胸膺部分及心肺两脏，都属上焦范围；从胃上口，下至胃下口幽门，包括上腹部分及脾胃两脏，都属中焦范围；从胃下口，下至二阴，包括下腹部分及肝肾、大小肠、膀胱等脏器，都属于下焦范围。

《素问·灵兰秘典论》谓："三焦者，决渎之官，水道出焉。"《难经》则说："三焦者，水谷之道路，气之所终始也。"这些都说明"三焦"具有运行全身水液的功能。而全身水液的正常运行又是人体全身各个器官综合作用的结果。中医把人体水液运行与"三焦"联系起来，因为"三焦"是人体"上焦"、"中焦"、"下焦"的总称，自咽喉至膀胱，整个胸腔和腹腔都和它发生关系，上焦与心肺功能密切相关，中焦与脾胃功能密切相关，下焦与肝肾功能密切相关。上焦主纳，中焦主化，下焦主出。这就是说三焦实际上是指整个人体。因此，所谓"决渎之官"的"三焦"，实际上也就是人体全身水液运行功能的系统代称。由于心肺功能失调而引起的全身水液运行失调属上焦疾病；由于脾胃失调而引起的水液运行失调属中焦疾病；由于肝肾失调而引起的水液运行失调属下焦疾病。

在经络方面，手厥阴经是络三焦属心包；手少阳经是络心包属三焦。二经脉有着相互表里的关系。"三焦为脏腑之外卫，心包络为心主之外卫，犹帝阙之重城，故皆属阳，均称相火。而且脉络原自相通，互为表里。"所以说，心包和三焦在功用上有着表里相通密切配合的关系。

第三十二难

论心肺与气血营卫

【原文】三十二难曰：五脏俱等，而心肺独在膈上者何也？

然，心者血，肺者气，血为荣，气为卫，相随上下，谓之荣卫。通行经络，荣周于外，故令心肺在膈上也。

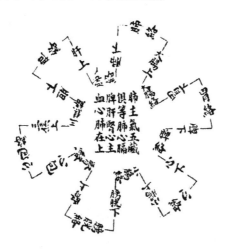

三十二难心肺在膈上图

【语译】三十二难说：五脏的地位全都一样，而心、肺两脏的位置独在横膈以上，是什么道理呢？

心主血液的运行，肺不只有呼吸机能而且主人身的"真气"。血液以丰富的营养靠血脉输布全身为荣。脉道之外达于四肢，循行于皮肤分肉间的"真气"为卫。两者相互随行于周身上下，称为荣卫。它们通行于经络之中，周流于躯体各部，所以使得心、肺都居膈膜之上。

【按语】中医学认为，心为帝王，称"君主之官"，居高视远；肺为华盖，位亦居膈上。本难论述心肺的部位与气血营卫的关系。

第三十三难

论肺金肝木浮沉说

【原文】三十三难曰：肝青象木，肺白象金，肝得水而沉，木得水而浮，肺得水而浮，金得水而沉，其意何也？

然，肝者，非为纯木也，乙角[1]也，庚之柔[2]。大言阴与阳，小言夫与妇，释其微阳，而吸其微阴之气，其意乐金，又行阴道多，故令肝得水而沉也。肺者，非为纯金也，辛、商也，丙之柔。大言阴与阳，小言夫与妇[3]。释其微阴，婚而就火，其意乐火，又行阳道多。故令肺得水而浮也。

肺熟而复沉[4]，肝熟而复浮者，何也？故知辛当归庚，乙当归甲也。

【注释】

〔1〕角：音读 jué，古代五音之一，相当于简谱的"3"。五音是中国五声音阶上的五个级，更古的时候叫宫、商、角、徵、羽。

〔2〕庚之柔：十天干分阴阳（甲、丙、戊、庚、壬属阳，乙、丁、己、辛、癸属阴），庚在十天干中属阳。十天干每隔五位按阴阳不同属性，从五行相克规律，相互配偶，叫阴阳相配，刚柔相合。即甲与己合，乙与庚合，丙与辛合，丁与壬合，戊与癸合。阳为刚，阴为柔。因此属阴的乙木与属阳的庚金相合，乙便是庚之柔。"丙之柔"是同理。

〔3〕大言阴与阳，小言夫与妇：乙、庚之间和辛、丙之间存在着阴阳刚柔的相配关系。从大道理讲是"阴阳互根"关系；小些比喻，就像夫与妇的关系。

〔4〕肺熟而复沉：熟，成熟，纯粹的意思。复，返，回去。肺熟，相交之气散，阴阳分离，肺返其本性，所以说肺熟而复沉。

【语译】三十三难说：肝色为青，像五行中的木，肺色为白，像五行中的金。肝得水而下沉，但木得水却是浮；肺得水而上浮，但金得水却沉。这里面有什么道理呢？

肝，不是纯粹的木，它在天干中属于阴性的乙木，为五音中的角音，是阳性庚金的配偶。从大道理说是阴与阳相交，从小处说是夫妇的配合。乙木释放了它微弱的阳气，吸收了庚金中微弱的阴气，它意于从金而乐于带有金性，金又旺于秋季阴气渐盛的时候，因此使得肝中阴多，阴性向下，所以得水就下沉了。肺，不是纯粹的金，它在天干中属于阴性辛金，为五音中的商音，是阳性丙火的配偶。从大道理说是阴与阳相交，从小处说是夫妇的配合。辛金释放了它微弱的阴气，婚配于丙火，它意于从火而乐于带有火性，火又旺于夏季阳气偏盛的时候，因此使得肺中阳多，阳性向上，所以得水就上浮了。

肺在成熟为纯金时而复下沉，肝在成熟为纯木时而复上浮，又是什么道理呢？这是因为阴阳不交，夫妇分离，辛金和乙木各复其本性的缘故。也由此可以知道，辛金应当归配于庚金，成为纯粹的金时便下沉，乙木应当归配于甲木，成为纯粹的木时便上浮的道理。

三十三难肝脉
色象浮沉之图

【按语】三十三难讲述了肝肺浮沉与阴阳五行的关系，采取了类比的方法，如："肝青象木，肺白象金。" "肝者，非为纯木也。" "肺者，非为纯金也。" 其解答时以五音刚柔吸受云云，目的是启发后学者要识五行造化之妙。而历代注者又以长生临官帝旺为言。如，丁德用说："五行既定，即有刚柔，配合夫妇，柔纳其刚。今经举肝青象木，木性本浮，今肝得水沉者，谓又怀金性也。又，木七月受气，正月临官，行其阴道多，是故肝得水而沉也。"杨玄操说："四方皆一阴一阳，东方甲乙木，甲为阳，乙为阴，余皆如此。又甲为木，乙为草，丙为火，丁为灰，戊为土，己为粪，庚为金，辛为石，壬为水，癸为池。又乙带金气，丁带水气，己带木气，辛带火气，癸带土气，此皆五行旺相配偶。故言肝者，非为纯木也，阴阳交错故也。木生于亥而旺于卯，故云行阴道多，东方甲乙木，畏西方庚辛金，故释其妹乙，嫁庚为妇，故曰庚之柔。柔，阴也。乙带金气以归，故令肝得水而沉也。"此注不就肝肺上的究竟说，训释太深，玄之又玄。注解经书，应求明白通畅，平平讲去，后学易懂才能受到启迪。

　　按五行论，肺虽然属金，而位处膈上，上为阳，所以行阳道多，且其经为手太阴，主乎气。以肺本体而言，五行属金；以肺的功用而言，主气。而又属手经，所以浮。肺熟则手经的气就会释放出去，而金体独存，所以熟则沉。肝虽然五行属木，而位处膈下，下为阴，所以行阴道多，且其经为足厥阴，主乎血。以肝本体而言，五行属木；以肝的功用而言，主血。而又属足经，所以沉。肝熟则足经的血就会释放出去，而木体独存，所以熟则浮。

99

第三十四难

论五脏与声色嗅味和七神的关系

【原文】三十四难曰：五脏各有声色臭味，皆可晓知以不？

然，《十变》言：肝色青，其臭臊，其味酸，其声呼，其液泣；心色赤，其臭焦，其味苦，其声言，其液汗；脾色黄，其臭香，其味甘，其声歌，其液涎；肺色白，其臭腥，其味辛，其声哭，其液涕；肾色黑，其臭腐，其味咸，其声呻，其液唾。是五脏声色臭味也。

五脏有七神，各何所藏耶？

然，脏者，人之神气所舍藏也。故肝藏魂，肺藏魄，心藏神，脾藏意与智，肾藏精与志也。

【语译】三十四难说：五脏各有所主的声音、颜色、气味和味道，这些都可以讲清楚吗？

古医书《十变》上说，肝主青色，它主的气味为臊，主的味道为酸味，主的声音为呼叫，化生的液体为泪水；心主赤色，它主的气味为焦，主的味道为苦味，主的声音为言语，化生的液体为汗水；脾主黄色，它主的气味为香，主的味道为甜味，主的声音为歌唱，化生的液体为涎液；肺主白色，它主

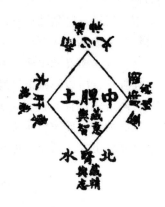

三十四难五脏七神图

的气味为腥，主的味道为辛味，主的声音为哭号，化生的液体为鼻涕；肾主黑色，它主的气味为腐，主的味道为咸味，主的声音为呻吟，化生的液体为唾液。这些就是五脏所主的声音、颜色、气味和味道。

五脏中藏有七神，各脏所藏的是哪一种呢？

脏，是人的神气所居藏的地方。所以肝藏魂，肺藏魄，心藏神，脾藏意和智，肾藏精和志。

【按语】古医书《十变》，今已无考。

本难与《素问·阴阳应象大论》、《素问·宣明五气》、《灵枢·九针论》等所述有关内容基本相同。中医学不仅认为人体各部分是一个统一的整体，并且认为人体与外在自然环境也有其相应关系。中医学以五行为中心，按照它的各个特性，用取类比象的方法，将自然界和人体有关的事物按其属性、形态现象相类同的，分别归纳成五大类。其目的是便于了解各种事物之间的联系，并作为观察事物变化的推演法则，属中医学基本理论。

在"十三难"论色脉尺肤诊法之间的关系中，已列"五脏声色臭味脉尺肤对应表"，可参看。

为了更清楚看出每一行所属各种现象之间的关系，更好地说明事物变化发展相推移的综合关系，我们将五行归类又通过五脏而结合到六腑、五体、五官、五志、五色、五音、五液等各方面列表如下：

五味	五臭	五音	五色	五气	发展过程	时令	五行	脏	腑	五官	五体	五液	五志	五声
(酸	膻	角	青	风	生)	春 —	木 —	肝	(胆	目	筋	泣	怒	呼)
(苦	焦	微	赤	暑	长)	夏 —	火 —	心	(小肠	舌	脉	汗	喜	哭)
(甘	香	宫	黄	湿	化)	长夏 —	土 —	脾	(胃	口	肌肉	涎	忧	歌)
(辛	腥	商	白	燥	收)	秋 —	金 —	肺	(大肠	鼻	皮	涕	悲	哭)
(咸	腐	羽	黑	寒	藏)	冬 —	水 —	肾	(膀胱	耳	骨	唾	恐	呻)

自然方面　　　　　　　　　　人体方面

101

以五行为中心，结合自然与人体诸方面，并以自然现象、属性，比拟人体的五脏，从而联系到六腑、五体、五官、五液、五志、五声等，构成了一个系统，体现了人体和自然环境的相应关系。将互相有关联的事物，分属于每一行之下，能够指出人体各部分之间以及人体与自然环境之间，是一个有机的复杂的整体。

"肝色青，其臭臊"，"臊"是指像尿或狐狸的臊气味，也有的言"膻"（像羊肉的气味）。

"心色赤，其臭焦，其味苦，其声言，其液汗。"虞庶解释说："木之布色，在火乃赤也。"认为，"火盛则焦苦出焉。"因为"金火相当，夫妇相见，发声为言，素问云笑"。由此看，五行学说在中医学中，对于诊断疾病、处理疾病，虽然均有一定的价值，在以五行为中心，解释一些问题时，也难免有牵强之处。

五脏所藏的精气是七神"魂、魄、神、精、意、智、志"的物质基础，这些精神活动是人对外界事物的反应，也是五脏功能活动的正常表现。

所谓"脏"也就是"臟"，中医书上又写作"藏"，也就是说此类器官有储藏和闭藏的特点，储藏着人体正常生命活动所需要的物质。

第三十五难

论五腑的不同功能

【原文】三十五难曰：五脏各有所府[1]，皆相近而心肺独去大肠小肠远者，何谓也？

然，经言心荣肺卫，通行阳气，故居在上；大肠小肠，传阴气[2]而下，故居在下。所以相去而远也。

又诸府者皆阳也，清净之处。今大肠小肠，胃与膀胱，皆受不净，其意何也？

然，诸府者，谓是非也。经言小肠者，受盛之府[3]也；大肠者，传泻行道之府也；胆者，清净之府也；胃者，水谷之府也；膀胱者，津液[4]之府也。一府犹无两名，故知非也。小肠者，心之府；大肠者，肺之府；胆者，肝之府；胃者，脾之府；膀胱者，肾之府。

小肠谓赤肠，大肠谓白肠，胆者谓青肠，胃者谓黄肠，膀胱者谓黑肠，下焦所治[5]也。

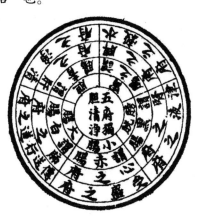

三十五难五腑不同图

【注释】

〔1〕府：居住的地方。府，古中医书中与腑同用。

〔2〕阴气：秽浊之气。

〔3〕受盛之府：受，接受。盛，容纳。是说小肠为接受容纳经过胃已经初步消化了的水谷的地方。

〔4〕津液：水液。此指膀胱贮留的尿液。

〔5〕治：治理，管辖。

【语译】三十五难说：五脏各有所处的地方，都与相合腑位置邻近，而只有心、肺距离大肠、小肠较远，这是什么道理？

医经讲，心主荣肺主卫，有通行阳气的功能，因此位置在膈上；火肠、小肠，传导秽浊的阴气下行，因此位置在膈下。因为功能不同，所以心与小肠、肺与大肠的距离就比较远了。

又说诸府都属阳，按照阳清阴浊的道理应该是清净的地方。现在大肠、小肠、胃与膀胱等，都受纳不净之物，这个道理怎么讲呢？

各府，说它们都是清净之处并不对。医经讲，小肠，是受盛之府；大肠，是传泻行道之府；胆，是清净之府；胃，是水谷之府；膀胱，是津液之府。就如同一府设有两种名称，因此知道把各府都称清净之处的说法不对。小肠，是心之腑；大肠，是肺之腑；胆，是肝之腑；胃，是脾之腑；膀胱，是肾之腑。

根据五脏所主的颜色，小肠叫做赤肠，大肠叫做白肠，胆叫做青肠，胃叫做黄肠，膀胱叫做黑肠，皆下焦所管辖。

【按语】所谓"腑"，在此难中又写成"府"，府就是住宅，居住的地方，住宅是中空的，对外交通可流动出入，因此腑这类器官也就如同府一样，具有中空和直接对外的特点，主要作用就是出纳转输，它本身并不储藏什么东西。人体的胃、小肠、大肠、胆、膀胱、三焦，这些器官都有腑的特点，因此称做"六腑"。三焦在人体中运行水液，并不是指现代解剖中的什么器官。第三十一难已经讲述了关于三焦的问题。

本难以五脏所主颜色来说明脏腑相合，而将各腑均称"肠"，是说其宜通畅，泻而不藏。"肠"字，《释名》讲"畅也"。

"下焦之所治也"，指出了大肠、小肠、胆、胃和膀胱的位置。

第三十六难

论肾与命门

【原文】三十六难曰：脏各有一耳，肾独有两者，何也？

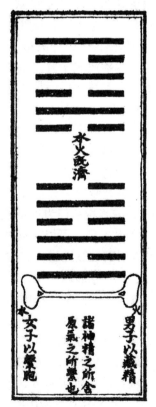

三十六难肾与命门之图

然：肾两者，非皆肾也。其左者为肾，右者为命门。命门者，谓精神之所舍，原气之所系也；男子以藏精，女子以系胞。故知肾有二也。

【语译】 三十六难说：五脏各只有一个，唯独肾脏有两枚，这是什么道理呢？

肾脏有两枚，并非完全是肾，左边的为肾，右边的为命门。命门，是神气和精气居住的处所，也是原气所维系的地方；在男子用以储藏精气，女子用以联系子宫，所以可以知道肾还是只有一个。

原气，即肾气。中医认为，肾气是禀赋于父母的先天之精气。肾气是人生命活动的根本，发源于肾。肾脏在人体的整个生长发育过程有着特殊的作用。中医所说的肾"藏精"，包括来源于水谷，维持人体生命活动的基本营养物质藏于肾，生殖方面的精的生成、储藏和输泄也都由肾主宰。女子怀孕后，肾气是促进胎儿发育成长的基础，所以说"女子以系胞"。

【按语】 本难论述了肾与命门的区别及命门的部位和功能。"命门"是"生命的根本"的意思。《难经》首开右肾为命门之说，并详细地论述了其功能。中医对命门十分重视，提出"命门为元气之根，为水火之宅"。历代医家皆视命门为重要的生殖之本。命门之火就是生命之火，如命门之火不足，可以引起性欲减退或阳痿等症；反之命门之火妄动，可以引起性欲亢进。然而历代著述，对命门部位论述欠详。有人认为，命门有形体存在，居两肾中间，与肾阳作用相似。也有人认为，命门无形，是肾功能的一部分，即肾阳。本难"肾两者，非皆肾也，其左者为肾，右者为命门"的说法，不妥切。根据命门的功能及结合现代医学的研究，命门很可能是指肾上腺而言，此问题有进一步探讨的必要。"左右"两个字，不能以人体的部位左右来对待，应从肾阴、肾阳两方面的功能来理解。同理，男左、女右和左火、右水，也都是在论阴阳的道理。

第三十七难

论五脏与九窍

【原文】三十七难曰：五脏之气，于何发起，通于何许，可晓以不？

然：五脏者，当上关于九窍也。故肺气通于鼻，鼻和则知香臭矣；肝气通于目，目和则知黑白矣；脾气通于口，口和则知谷味矣；心气通于舌，舌和则知五味矣；肾气通于耳，耳和则知五音矣。三焦之气通于喉，喉和则声鸣矣。（末二句乃洁古所加）

五脏不和，则九窍不通，六腑不和，则留结为痈。

邪在六腑，则阳脉不和；阳脉不和，则气留之；气留之则阳脉盛矣。邪在五脏，则阴脉不和；阴脉不和，则血留之；血留之则阴脉盛矣。阴气太盛，则阳气不得相荣也，故曰格。阳气太盛，则阴气不得相荣也，故曰关。阴阳俱盛，不得相荣也，故曰关格。关格者，不得尽其命而死矣。

经言气独行于五脏，不荣于六腑者，何也？

然：夫气之所行也，如水之流，不得息也。故阴脉荣于五脏，阳脉荣于六腑，如环之无端，莫知其纪，终而复始，其不覆溢，人气内温于脏腑，外濡于腠理。

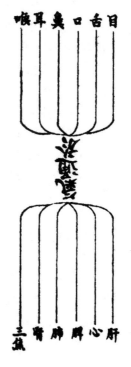

三十七难五脏上关九窍之图

【语译】三十七难说：五脏的精气，从何地出发，通达到何地，可以讲清楚吗？

五脏的精气，恰当牵连着身体上部的九窍。所以肺气通达于鼻，鼻的功能正常就可以辨别香臭气味了；肝气通达于眼睛，眼功能正常就可以看清黑白了；脾气通达于口，口功能正常就可以知道谷物的滋味了；心气通达于舌，舌功能正常就可以分别五味了；肾气通达于耳，耳的功能正常就可以分辨五音了。三焦的精气通达于喉，喉功能正常就可以发声说话。

如果五脏的功能失常，就会使九窍不通畅；六腑功能失常，就会使气血滞留郁结形成为痈。

病邪在六腑，则阳脉失调；阳脉失调，则表现为气行停滞；气行停滞，则使阳脉盛。病邪在五脏，则阴脉失调；阴脉失调，则表现为血行停滞；血行停滞，则使阴脉盛。阴脉之气过盛，使得阳脉之气不能正常营运时，叫做格。阳脉之气过盛，使得阴脉之气不能正常营运时，叫做关。如果阴阳二气都过于旺盛，使得彼此都不能正常营运时，就叫关格。当出现关格情况时，就不能活到应活的寿命而死亡了。

医经上讲，精气只运行于五脏，而不营运于六腑，这是什么意思？

精气的运行呀，如水的流动一样，是一刻不得停息的。所以阴脉中的精气运营于五脏，阳脉中的精气运营于六腑，像圆环一样没有起止端点，也无法知道其流转次数，终了而又开始循环，其不会像水那样外流溢出，因为人体的精气在内温养脏腑，在外濡润肌肤。

【按语】本难主要说明五脏与鼻、目、口、舌、耳、喉等窍的密切联系，五脏的功能正常与否会从九窍反映出来。

诸医家认为，人体有七阳窍（二目、二鼻孔、二耳和口）二阴窍。独有医学家洁古认为："耳二、目二、鼻孔二、口、舌、喉共九窍。"此言在本难尤为得理。

九窍者，目二、一口、一鼻孔二、耳二、喉一是也。三焦虽不系五脏之列，其原起于肾间而出入五脏者也。

第三十八难

论脏五腑六

【原文】三十八难曰：脏唯有五，腑独有六者，何也？

然：所以腑有六者，谓三焦也。有原气之别焉，主持诸气，有名而无形，其经属手少阳，此外腑也，故言腑有六焉。

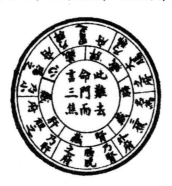

三十八难脏五腑六之图

【语译】三十八难说：脏只有五个，腑却有六个，这是什么道理呢？

所以说腑有六个，是把所谓"三焦"包括在内。三焦具有原气的导引作用，主持全身脏腑、经络等各部气化活动，有上焦、中焦、下焦之名而无具体形态，它的经脉属手少阳。此是属于五脏以外的一腑，所以说腑有六个。

【按语】《难经》侧重叙述"三焦"功能，但对其形体加以否定。后世医著《景岳全书》说："三焦者，确有一腑，在脏腑之外，躯体之内，包罗诸脏，一腔之府也。"《医学正传》载："三焦者，指腔子而言。"《内经》将三焦列为六腑之一，并反复强调其功能。从医著中可知，三焦是有物存在的，可能是指胸腔、脂膜、腹腔。《难经正义》说："三焦之形质可考，三焦之气化难见，故曰有名而无形也。"关于三焦的实质，历代医家看法不一，尚待进一步研究。

第三十九难

论腑五脏六

【原文】三十九难曰：经言腑有五，脏有六者，何也？

然：六腑者，正有五腑也。然五脏亦有六脏者，谓肾有两脏也。其左为肾，右为命门。命门者，为精神之所舍也；男子以藏精，女子以系胞，其气与肾通。故言脏有六也。

腑有五者，何也？

然，五脏各一腑，三焦亦是一腑，然不属于五脏，故言腑有五焉。

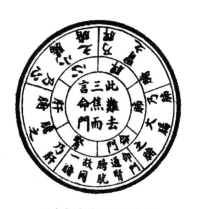

三十九难腑五脏六之图

【语译】三十九难说：医经讲，腑有五个，脏有六个，这是什么意思呢？

所谓六腑，其实正式的只有五个。然而五脏也有称作六脏的，是因为肾包括着两个脏器的缘故。其在左边的称作肾，右边的称作命门。命门，是神气和精气居住的处所；男子用以储藏精气，女子用以联系子宫，它的气与肾相通。所以说脏有六个。

腑有五个，又应该怎么理解呢？

五脏各有一个与它相配合的腑，三焦也是一个腑，然而并不配属于五脏，所以说正式的腑有五个。

【按语】此难所讲"经言腑有五，脏有六者"无考，不知出处。另外，本难讲"肾有两脏"，"其左为肾，右为命门"，"其气与肾通"。这些文字说明，肾虽然有两个，而左右之气相通，实际都是肾而已。关于命门辨说，已在三十六难中讲述。仔细考证《灵枢》、《素问》，对两肾未尝有分开的言语，将两肾分论是自《难经》始。中医非常重视脾肾的功能，"脾为万物之母，肾为万物之元，脾肾两经，关系根本"，《难经》这样说，说明对肾的极为重视。

古人认为，天以六气司下，地以五行奉上。人生天地之间，人头圆像天，足方像地，以脏五腑六之数以应天地。言五脏五腑，以合五行；言六脏六腑，以应十二经。

第四十难

论耳闻鼻嗅

【原文】四十难曰：经言肝主色，心主臭，脾主味，肺主声，肾主液。鼻者肺之候，而反知香臭，耳者肾之候，而反闻声，其意何也？

然：肺者，西方金也，金生于巳，巳者，南方火也，火者心，心主臭，故令鼻知香臭；肾者，北方水也，水生于申，申者，西方金，金者肺，肺主声，故令耳闻声。

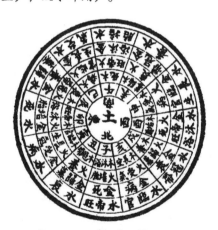

此圖言五行左旋而屬陽者也陰則以培胎之位為受氣之位而右旋土則寄王四季於辰戌丑未之月各王一十八日萬物所知所能皆和長生之時不在臨官帝王之位

四十难发明耳闻鼻嗅图

【语译】四十难说：医经上讲，肝主颜色，心主气味，脾主味道，肺主声音，肾主津液。鼻为肺窍是肺的外候，而它反能辨别香臭；肾开窍于耳，耳为肾的外候，而它反能听到声音，这些是什么道理呢？

肺，属西方金，金长生在巳，南方巳午未，巳正是火临官之地，火在五脏比类为心，因为心主嗅，鼻虽属肺，肺金生于心火之位，所以使得肺窍的鼻能辨香臭；肾，属北方水，水长生在申，南方申酉戌，申在金临官之地，金在脏比类为肺，因为肺主声音，耳虽属肾，肾水生于肺金之位，所以使得肾窍的耳能听到声音。

【按语】在第三十四难中，已具体论述了五脏和声、色、嗅、味的关系。本难所论五脏功能对色、嗅、味、声各有专主。如本难"肝主色"，是说辨别五种颜色是肝的专主。中医认为："目者，肝之官也。"眼睛虽然是体表的器官之一，但与内脏的关系至为密切，就其整体来说，它是肝脏开窍于外的部分，所以说"肝主色"。其他，心主嗅、脾主味、肺主声、肾主液和"肝主色"之义相类似。然而，七窍功能和五脏所主，实际上并不完全一致。《难经》对此问题，是以"五行长生"来解释的，采用"中医理论"解释，找道理。

一般眼目红肿疼痛的急性疾病，是"肝火上升"所致；慢性的眼花目眩、夜盲等是"血不养肝"一类的疾病，肝和目有密切关系。所以在治疗上遇到这些症状时，多数是以治肝为主。"肝主色"的论述是与病理和治疗有关。

此难论述其他也与病理和治疗有关。

此图言五行，左旋而属阳者也，阴则以培胎之位为受气之位，而右旋也。土则寄王四季于辰戌丑未之月，各王一十八日。万物所知所能，皆和长生之时，不在临官帝王之位。

第四十一难

论肝有两叶

【原文】四十一难曰：肝独有两叶，以何应也？

然，肝者，东方木也，木者，春也。万物之始生，其尚幼小，意无所亲，去太阴[1]尚近，离太阳[2]不远，犹有二心[3]，故令有两叶，亦应木叶也。

【注释】

〔1〕太阴：指脾，太阴脾土。

〔2〕太阳：指膀胱，太阳膀胱水。

〔3〕犹有二心：因为脾土、膀胱水分两地，木（肝）望水土以资其生，所以有两心。

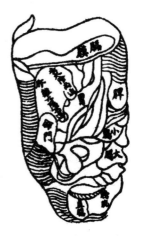

四十一难肝有两叶之图

【语译】四十一难说：肝独生有两叶，这是和什么事物相应呢？

肝脏，属于东方木，木，属于春。万物开始生长的时候，它还比较幼小，除水土以资其生无别物所亲。肝居右，在脾之下，去太阴脾土较近；在膀胱之上，离太阳膀胱水不远，水土异处似乎心提两头，所以犹有二心，因此肝有两叶，像（也是相应）草木幼苗两叶一样，呈现分裂的样子。

【按语】在我国古代医书《内经》及以下历代医书，都有不少对人体脏器进行具体的描述。这些对有关脏器的描绘，均与现代解剖学中所记述的有关脏器大体近似，说明古人确曾作过解剖，并且在此基础上对人体的某些器官有所大体了解。

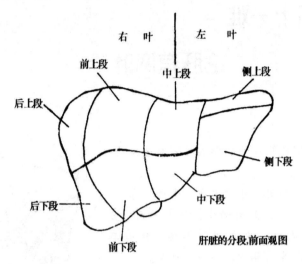

肝脏的分段.前面观图

116

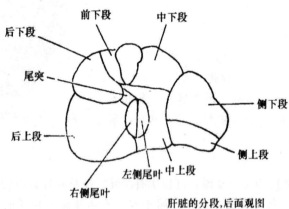

肝脏的分段.后面观图

第四十二难

论人体脏腑的形状与功能

【原文】四十二难曰：人肠胃长短，受水谷多少[1]，各几何？

然，胃大[2]一尺五寸，径[3]五寸，长二尺六寸，横屈[4]受水谷三斗五升，其中常留谷二斗，水一斗五升。小肠大二寸半，径八分，分之少半[5]，长三丈二尺，受谷二斗四升，水六升三合，合之大半[6]。回肠[7]大四寸，径一寸半，长二丈一尺，受谷一斗，水七升半。广肠[8]大八寸，径二寸半，长二尺八寸，受谷九升三合八分合之一。故肠胃凡长五丈八尺四寸，合受谷水八斗七升六合八分合之一。此肠胃长短，受水谷之数也。

肝重四斤四两，左三叶，右四叶，凡七叶，主藏魂。心重十二两，中有七孔三毛，盛精汁三合，主藏神。脾重二斤三两，扁广三寸，长五寸，有散膏半斤，主裹血，温五脏，主藏意。肺重三斤三两，六叶两耳，凡八叶，主藏魄。肾有两枚，重一斤二两，主藏志。

胆在肝之短叶间，重三两三铢，盛精汁三合。胃重二斤十四两，纡曲屈伸，长二尺六寸，大一尺五寸，径五寸，容谷二斗，水一斗五升。小肠重二斤十四两，长三丈二尺，广二寸半，径八分分之少半，左回叠积十六曲，容谷二斗四升，水六升三合合之大半。大肠重二斤十二两，长两丈一尺，广四寸，径一寸，当脐右回叠积十六曲。盛谷一斗，水七升半。膀胱重九两一铢[9]，纵横九寸，盛溺[10]九升九合。

口广二寸半，唇至齿长九分，齿以后至会厌，深三寸半，大容五合。舌重十两，长七寸，广二寸半。咽门重十二两，广二寸半，至胃长一尺六寸。喉咙重十二两，广二寸，长一尺二寸，九节。肛门重十二两，大八寸，径二寸大半，长二尺八寸，受谷九升三合八分合之一。

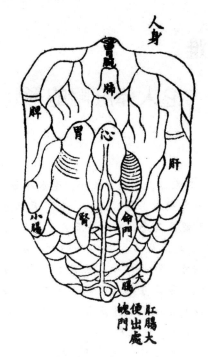

四十二难脏腑形状之图

【注释】

〔1〕受水谷多少：容积多少。

〔2〕大：即周长。

〔3〕径：直径。

〔4〕横屈：将胃充满时的形态。

〔5〕少半：三分之一。

〔6〕大半：三分之二。

〔7〕回肠：即大肠。现代解剖学所称"回肠"是指小肠下段，与此不同。

〔8〕广肠：乙状结肠和直肠统称广肠。

〔9〕铢（zhū）：古代重量单位，二十四铢等于一两。

〔10〕溺：尿，液体，由尿道排出。

【语译】四十二难说：人体肠胃的长短，受纳水谷的多少，各怎样？

胃的周长一尺五寸，直径五寸，长二尺六寸，充满时横屈可受纳水谷三斗五升，其中通常可留存食物二斗，水液一斗五升。小肠的周长二寸半，直径八分又一分的三分之一，长三丈二尺，可以受纳谷物二斗四升，水液六升三合又一合的三分之二。大肠的周长四寸，直径一寸半，长二丈一尺，可以受纳谷物一斗，水液七升半。广肠的周长八寸，直径二寸半，长二尺八寸，可以受纳谷物九升三合又一合的八分之一。所以肠胃共长五丈八尺四寸，合计可以受纳水谷八斗七升六合又一合的八分之一。这就是肠胃的长短，及受水谷的容量总数。

肝的重量四斤四两，左侧有三叶，右侧有四叶，共为七叶，肝藏表现兴奋或抑制功能的"魂"。心的重量是十二两，其中有七孔三毛，贮藏营养血液三合，心是人体生命活动主宰精神的所舍。脾的重量二斤三两，扁阔三寸，长五寸，附有散膏状物半斤，主统摄血液，温养五脏，脾藏意主记忆能力和思虑活动。肺的重量三斤三两，有六叶两耳，共计八叶，肺藏显现人体精神气质的魄。肾有两枚，重量一斤二两，肾藏记忆集中和思意保留的志。

胆在肝的短叶之间，重量三两三铢，盛胆汁三合。胃的重量二斤十四两，将胃弯曲处伸直测量，长二尺六寸，周长一尺五寸，直径五寸，可容纳谷二斗，水一斗五升。小肠的重量二斤十四两，长三丈二尺，周长二寸半，直径八分又一分的三分之一，向左旋转重叠相积了十六个弯曲；能盛谷二斗四升，水六升三合又二合的三分之二。大肠的重量二斤十二两，长二丈一尺，周长四寸，直径一寸，在脐下向右旋转相叠积了十六个弯曲，盛谷一斗，水七升半。膀胱重九两一铢，纵阔九寸，盛溺九升九合。

口阔二寸半，从口唇到齿的长度是九分，从牙齿向后到会厌，深度是三寸半，大小可以容五合。舌重十两，长度7寸，阔二寸半。咽门重量十二两，阔二寸半，从咽门到胃的长度是一尺六寸。喉咙的重量十二两，阔二寸，长一尺二寸，有九节。肛门的重量十二两，周长八寸，直径二寸又一寸的三分之二，长二尺八寸。受谷九升三合又一合的八分之一。

119

【按语】本难比较详细地论述了五脏、五腑及口、舌、咽、喉、肛门等组织器官的周长、直径、长度、阔度和重量、容积，是一篇古代解剖学的重要文献资料。它是古代医家在当时的历史条件下运用解剖的方法，实际观测而来的。说明古代医家对运用解剖方法探索人体的内部情况，是很重视的。本难所载数据，不少部分和现代解剖学比较接近，古人已对人体有了具体了解。在解剖学发展史上，是一项重大成就。

第四十一难说"肝独有两叶"，是指左右分叶。本难又说，"肝重四斤四两，左三叶，右四叶，凡七叶"，是否可以理解为，七叶是肝脏的分段呢？在同一本书中，相邻的章节里，对肝的分叶的描述不一致，绝不是前后矛盾或错误，而是分法和着眼点不同。

关于心有"七孔三毛"，是"四脏皆系于心"，以及肺有"六叶两耳，凡八叶"的论述，与现代解剖学不相符。

第四十三难

论不食饮七日而死

【原文】四十三难曰：人不食饮，七日而死者，何也？

然，人胃中，常存留谷二斗，水一斗五升。故平人日再至圊[1]，一行二升半，一日中五升，七日五七三斗五升，而水谷尽矣。故平人不食饮七日而死者，水谷津液俱尽，即死矣。

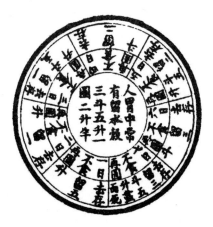

四十三难不食饮七日而死图

【注释】

〔1〕圊：厕所。

【语译】四十三难说：人不进饮食，七天后就会死亡，是什么道理呢？

人的胃里，通常存留谷物二斗，水一斗五升。所以一般健康人每天大便两次，每次排便量相当二升半，一天中可计五升，七天是七个五升为三斗五升，便将所有的水谷消化及糟粕排泄尽了。因此，健康人不进饮食七天而死亡的，是水谷津液已尽竭，即死。

【按语】一般医学文献记载，人在绝食断水后，生命的极限时间是七天。在唐山大地震时，有一位妇女叫卢桂兰，她被救出废墟的时间为，一九七六年八月九日，是震后第十三天，可称做是人类生命史上的奇迹。

第四十四难

论七冲门

【原文】四十四难曰：七冲门[1]何在？

然：唇为飞门[2]，齿为户门[3]，会厌为吸门[4]，胃为贲门[5]，太仓[6]下口为幽门[7]，大肠小肠会为阑门[8]，下极为魄门[9]，故曰七冲门也。

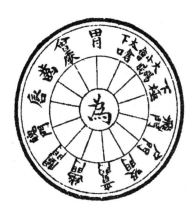

四十四难七冲门之图

【注释】

〔1〕冲门：冲，通；通行大道，称要冲。门，出口或入口能开关的装置。七要冲，是指消化、吸收系统中的七个重要出入口。

〔2〕飞门：飞，古与"扉"通。扉，门扇。齿为户门，唇为之扇，所以称飞门。

〔3〕户门：饮食入口，最先通过的是牙齿，齿就好像人体的门户一样，所以称户门。

〔4〕吸门：会厌在喉的上方，是食物会聚的地方，能掩闭，以

防止食物误入喉腔。吸，吸纳。因会厌是呼吸之气必经之处，所以称为吸门。

〔5〕贲门：贲（bēn），与"奔"通。贲门在胃上口，上接食道，食物由此奔流而下，所以命名贲门。

〔6〕太仓：胃的别名，储藏食物的仓库。

〔7〕幽门：幽，深远。胃的下口接小肠处称幽门，意思是深隐之地，与上下出入处至远。

〔8〕阑门：阑，与"栏"通，即门栏。阑门在小肠与大肠的交会处，小肠之下，大肠之上，相接处分阑精血糟粕，使其各有所归。

〔9〕魄门：魄门即肛门。魄，古与"粕"通。糟粕由此排出。

【语译】四十四难说：人体的七个重要门户在什么地方呢？

嘴唇称为飞门，牙齿称为户门，会厌称吸门，胃的上口称为贲门，胃的下口称为幽门，大肠小肠的交会处称为阑门，躯干最下部排出糟粕的地方为魄门，所以称为七冲门。

124

【按语】本难所论的七要冲，是古代的解剖部位名称。这些重要门户是消化系统和呼吸系统的重要部位，有的名称从古至今还在沿用，如幽门、贲门等。人们知道饮食从飞门而入，糟粕从魄门而出。

第四十五难

论八会的部位与主治

【原文】四十五难曰：经言八会者，何也？

然，腑会太仓[1]，脏会季胁[2]，筋会阳陵泉[3]，髓会绝骨[4]，血会膈俞[5]，骨会大杼[6]，脉会太渊[7]，气会三焦外一筋直两乳内[8]也。热病在内者，取其会之气穴也。

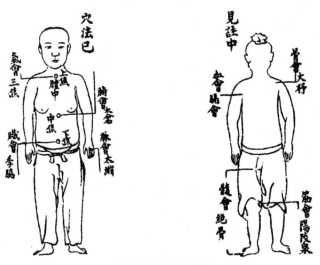

四十五难八会之图

【注释】

〔1〕太仓：太仓原为胃的别名，此指属任脉的中脘穴，居脐上四寸处，仰卧时，在胸骨体下端剑突尖和脐孔连线的中点取穴。

〔2〕季胁：软肋部的统称。此指在第十一肋游离端稍下方处的章门穴。章门穴属足厥阴肝经。

〔3〕阳陵泉：属足少阳胆经腧穴。在腓骨小头前下缘，腓骨长肌前缘处取穴。

〔4〕绝骨：足少阳经穴名，又名悬钟，在足外踝上三寸处。

〔5〕膈俞：诸经之血皆从膈膜而上下，心生血，肝藏血，因心在膈上，肝在膈下，古人认为血交通于膈膜，会于膈俞穴。此穴在第七胸椎棘突下，旁开一寸五分处。

〔6〕大杼：足太阳膀胱经穴，在第一胸椎棘突下，旁开一寸五分处。

〔7〕太渊：手太阴肺经穴，腕第一横纹外端（拇指侧）后，拇长展肌腱与桡动脉搏动处之间（大筋内侧）陷中，即寸口。

〔8〕三焦外一筋直两乳内："三焦外，谓在焦膜之外，两乳内，谓两乳之中间。"此是任脉所过，膻中穴居处。《灵枢·海论》讲：膻中为气之海。取膻中穴需仰卧，在两乳头连线之中点取穴。女子可在第五胸肋关节之间，胸正中线上取穴。

126

【语译】四十五难说：医经上讲的人体八会，指的是什么？

六腑之气会聚在太仓，五脏之气会聚在季胁，筋会聚在阳陵泉，髓会在绝骨，血会聚在膈俞，骨会在大杼，脉会聚在太渊，气会聚在两乳中间的膻中穴。凡内热病变，都可以外取其会聚精气的穴位进行治疗。

【按语】人身八会是指脏、腑、筋、骨、髓、脉、气、血八者的精气，在运行的过程中皆有会合的穴位。这八个穴位在人体生理上与脏、腑、气、血都有特殊的关系，所以凡属内脏组织产生病变，都可以外取与之相关的会穴进行治疗。

第四十六难

论老少寤寐[1]不同

【原文】四十六难曰：老人卧而不寐，少壮寐而不寤者，何也？

然，经言少壮者，血气盛，肌肉滑，气道通，荣卫之行不失于常，故昼日精[1]，夜不寤。老人血气衰，肌肉不滑，荣卫之道涩[2]，故昼日不能精，夜不寐也，故知老人。

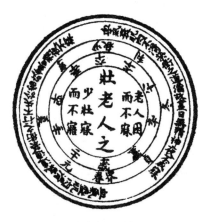

四十六难寐寤明之图

【注释】

〔1〕精：精神饱满的样子。

〔2〕涩：不光滑。

【语译】四十六难说：老年人卧床而不能睡着，少年和壮年人睡着而不易醒，是什么道理？

医经讲，少年和壮年人，血气充盛，肌肉滑润，气道畅通，荣气和卫气的运行不失常度，因此白天精神饱满，夜间睡着也不易醒。

老人的气血已衰，肌肉不滑润，荣气和卫气运行的道路不光滑，因此白天的精神不够饱满，夜间睡不着，故而知道已步入老年。

【按语】一般认为，五十岁以上为老年，二十以上为壮年，十八岁以下为青少年。本难讲老人与少壮人寤寐不同的原因，主要是因为气血充盛或衰弱，以及荣卫二气运行道路的畅通与否。人的少壮和衰老犹如春夏秋冬，天地交泰，日月晓昏，人的寤寐都与之相合。"夫卫气者，昼日常行于阳，夜行于阴，故阳气尽则卧，阴气尽则寤。"人到了一定的年龄，荣卫气血必然会逐渐衰退，这是生理变化的自然规律。人一日一夜脉行五十度，周流于全身荣卫，白昼行阳二十五度，夜间行阴亦二十五度，少壮之人的荣卫道路流通，不失常度。老年人荣卫气血衰弱，夜不能寐是普遍现象。

第四十七难

论人面耐寒

【原文】四十七难曰：人面独能耐寒者何也？

然，人头者，诸阳之会也。诸阴脉皆至颈、胸中而还，独诸阳脉皆上至头耳，故令面耐寒也。

【语译】四十七难说：人的面部独能耐寒冷的原因是什么？

人的头部，是手足三阳经脉聚合的地方。手足三阴经脉都是到颈部、胸中就返回了，只有手足三阳经脉都循行到头面，因此使得面部能够耐寒冷。

【按语】本难认为面部耐寒的原因，主要是由于手足三阳经脉都循行头面，因此耐寒。其实，手足三阴三阳经脉都与头面有密切关系，十二经的气血经气充盈面部，使之耐寒。再者，人的面部裸露在外，长期经受了锻炼，也是其原因之一。

130

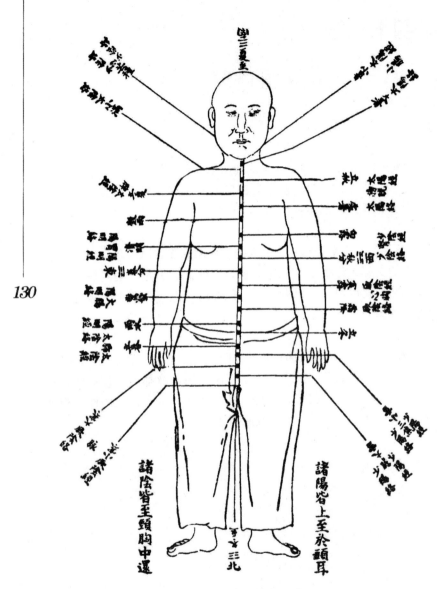

四十七难人面耐寒之图

第四十八难

论三虚三实

【原文】四十八难曰：人有三虚三实，何谓也？

然，有脉之虚实，有病之虚实，有诊之虚实也。脉之虚实者，濡者为虚，紧牢者为实。病之虚实者，出者为虚，入者为实；言者为虚，不言者为实；缓者为虚，急者为实。诊之虚实者，濡者为虚，牢者为实；痒者为虚，痛者为实；外痛内快，为外实内虚，内痛外快，为内实外虚。故曰虚实也。

【语译】四十八难说：人有三虚三实，讲的是什么呢？

有脉象方面的虚实，有病证方面的虚实，有诊候方面的虚实。所谓脉象方面的虚实，一般是迟滞软弱无力的属虚，绷急弦长有力的属实。所谓病证的虚实，一般内伤和精气外耗的为虚，邪从外袭传变入内的为实；慢性内伤尚能言语的为虚，急性病邪致使不能言语的为实；病势缓慢的属虚，病势急骤的属实。所谓诊断虚实，一般濡脉的为虚证，牢脉的为实证；有痒感的为虚证，有痛感的为实证；按诊外部疼痛而内部无痛感的，为外实内虚，内部疼痛而外部无痛感的，为内实外虚。因此说"虚实错杂"。

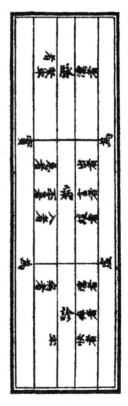

四十八难三虚三实之图

【按语】中医论虚实，虚是指正气不足，实指邪气有余。虚证和实证是辨别病体邪正盛衰的两大纲领。

虚证和实证，有单纯的纯虚证和纯实证，也有虚实错杂和虚实真假的区别。

第四十九难

论正经自病与五邪所伤的区别

【原文】四十九难曰：有正经自病[1]，有五邪所伤，何以别之？

然，忧愁思虑则伤心；形寒饮冷则伤肺，恚[2]怒气逆上而不下则伤肝；饮食劳倦则伤脾；久坐湿地、强力入水[3]则伤肾。是正经之自病也。

何谓五邪？

然，有中风，有伤暑，有饮食劳倦，有伤寒，有中湿。此之谓五邪。

假令心病，何以知中风得之？

然，其色当赤。何以言之？肝主色，自入为青，入心为赤，入脾为黄，入肺为白，入肾为黑。肝为心邪，故知当赤色也。其病身热，胁下满痛，其脉浮大而弦。

何以知伤暑得之？

然，当恶臭。何以言之？心主臭，自入为焦臭，入脾为香臭，入肝为臊臭，入肾为腐臭，入肺为腥臭。故知心病伤暑得之也，当恶臭。其病身热而烦，心痛，其脉浮大而散。

何以知饮食劳倦得之？

然，当喜苦味也。虚为不欲食，实为欲食。何以言之？脾主味，入肝为酸，入心为苦，入肺为辛，入肾为咸，自入为甘。故知脾邪入心，为喜苦味也。其病身热而体重，嗜卧，四肢不收，其脉浮大而缓。

何以知伤寒得之？

然，当谵言妄语。何以言之？肺主声，入肝为呼，入心为言，入脾为歌，入肾为呻，自入为哭。故知肺邪入心，为谵言妄语也。其病身热，洒洒恶寒[4]。甚则喘咳，其脉浮大而涩。

何以知中湿得之？

然，当喜汗出不可止。何以言之？肾主液，入肝为泣，入心为汗，入脾为涎，入肺为涕，自入为唾。故知肾邪入心，为汗出不可止也。其病身热而小腹痛，足胫寒而逆，其脉沉濡而大。

此五邪之法也。

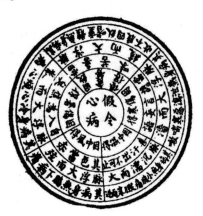

寒心病　为例除　见本经　经杂见二　各脏可见　以类推

四十九难五邪为病之图

【注释】

〔1〕正经自病：正经，指十二经脉。经脉内属于脏腑，病邪伤及某脏，使经脉直接相连的某脏发病，为"正经自病"，不是由他脏传变而来的疾病。

〔2〕恚：音 huì，怨恨，愤怒。

〔3〕强力入水：强力，出大力。强力必然出汗，入冷水中就会伤身体。

〔4〕洒洒恶寒：厌恶寒冷的样子。

【语译】四十九难说：有的是正经自病，有的是五邪所伤，如何区别呢？

忧愁思虑太过则损伤心脏；形体受寒、饮冷则损伤肺脏；恚怒太过，使得气逆上而不下行则损伤肝脏；饮食无规律和劳倦过度则伤害脾脏；长时间坐在潮湿的地方，强行用力汗出后又入于水中，则损伤肾脏。这是正经自病。

什么是五邪？

有伤风，有伤暑，有饮食劳倦，有伤寒，有伤湿。这就是五邪。

假如心发生疾病，根据什么知道是中风而至病呢？

病人的面部当呈赤色。根据什么这样讲？因为肝主五色，风邪是伤肝的，自入于肝呈现青色，入心呈现赤色，入脾呈现黄色，入肺呈现白色，入肾呈现黑色。属于伤肝的风邪传入于心，因此知道面部应当见赤色。其病的症状还有身体发热，胁下胀满疼痛，它的脉象浮大而弦。

根据什么知道是伤暑而至病呢？

病人应当厌恶臭气味。根据什么这样讲？因为心主五臭，暑邪是伤心的，自入于心厌恶臭，入脾厌恶香臭，入肝厌恶臊臭，入肾厌恶腐臭，入肺厌恶腥臭，因此知道心病由于伤暑而得，应当厌恶臭气味。其病的症状还有身体发热，心情烦躁心痛，它的脉象浮大而散。

根据什么知道是饮食无规律和劳倦过度而至病呢？

病人应当喜食苦味。虚证不欲进食，实证食欲不减。根据什么这样讲？因为脾主五味，饮食无规律和劳倦过度是伤脾的，入肝喜食酸味，入心喜食苦味，入肺喜食辛味，入肾喜食咸味，自入于脾喜食甘味。属于伤脾的饮食劳倦传入心，因此知道表现喜食苦味。其病的症状还有身体发热，身体困重，喜欢卧床，四肢难于伸屈，它的脉象浮大而缓。

根据什么知道是伤寒而至病呢？

病人应当谵言妄语。根据什么这样讲？因为肺主五声，寒邪是伤肺的，入肝呼叫，入心胡言乱语，入脾歌唱，入肾呻吟，自入于肺哭泣。属于伤肺的寒邪传入心，因此知道表现谵言妄语。其病的症状还有身体发热，洒洒恶寒，严重的会气喘咳嗽，它的脉象浮大而涩。

根据什么知道是伤湿而至病呢？

病人应当汗出不可自止。根据什么这样讲？因为肾主五液，湿邪是伤肾的，入肝会流泪，入心会出汗，入脾会流涎，入肺会流涕，自入于肾会流唾液。属于伤肾的湿邪传入心，因此知道表现出汗不能自止。其病的症状还有身体发热，小腹部疼痛，足胫畏寒而逆冷，它的脉象沉濡而大。

这些就是诊察五邪所伤的基本方法。

【按语】 本难以心一经为主病，论述了不同病因的"正经自病"和"五邪所伤"两种不同性质的疾病，以便临床分析病因时可类测，成为诊脉辨证的方法和程序。

本难论述了正经自病和五邪所伤的区别，而且讲述了，欲知五邪所伤的症状，必审肝病见于色，心病见于嗅，脾病见于味，肺病见于声，肾病见于液。其脉象是以本脏之脉为主，而兼受邪之脉象。

136

第五十难

论五邪的传变

【原文】五十难曰：病有虚邪，有实邪，有贼邪，有微邪，有正邪，何以别之？

然，从后来者为虚邪，从前来者为实邪，从所不胜来者为贼邪，从所胜来者为微邪，自病为正邪。何以言之？假令心病，中风得之为虚邪，伤暑得之为正邪，饮食劳倦得之为实邪，伤寒得之为微邪，中湿得之为贼邪。

【语译】五十难说：病有虚邪，有实邪，有贼邪，有微邪，有正邪，根据什么区别呢？

从后来的（从生我之脏传来的，母乘子）叫虚邪，从前来的（从我生之脏传来的，子乘母）叫实邪，从所不胜来的（从克我之脏传来的）叫贼邪，从所胜来的（从我克之脏传来的）叫微邪，自病（本脏之邪自犯的）叫正邪。为什么这样讲？假如心脏发生疾病，若中风，是受属肝的风邪所伤叫虚邪，若伤暑，是受属心本身的暑邪所伤叫正邪，若饮食劳倦，是受属脾的饮食劳倦之邪所伤叫实邪，若伤寒，是受属肺的寒邪所伤叫微邪，若中湿，是受属肾的湿邪所伤叫贼邪。

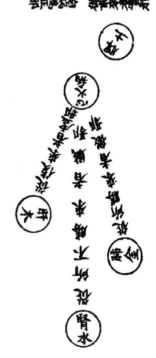

五十难发明五邪之图

　　【按语】本难承上文五脏五邪的病症，而辨别其生克之义。为讲清问题，举心一脏为例。因中风而心得病，肝邪乘心，是从后来的，所以叫做虚邪。因伤暑而心得病，为自病，所以叫做正邪。因饮食劳倦而心得病，脾邪乘心，是从前来，所以叫做实邪。因伤寒而心得病，肺邪乘心，从所胜来的，所以叫做微邪。因为中湿而心得病，肾邪乘心，是从所不胜来的，所以叫做贼邪。其余的脏可类推。

　　研究本难时，可参阅第十难论一脏脉象会产生十种变态。

第五十一难

论脏腑病异

【原文】五十一难曰：病有欲得温者，有欲得寒者，有欲见人者，有欲不见人者，而各不同，病在何脏腑也？

然，病欲得寒，而欲见人者，病在腑也；病欲得温，而不欲见人者，病在脏也。何以言之？腑者阳也，阳病欲得寒，又欲见人；脏者阴也，阴病欲得温，又欲闭户独处，恶闻人声。故以别知脏腑之病也。

【语译】五十一难说：病人有喜欢温暖的，有喜欢寒凉的，有愿意见人的，有不愿意见人的，而这些各不相同的情况，病是在脏还是在腑？

病人喜寒凉，而又愿意见人的，是病变在六腑；病人喜欢温暖，而又不愿意见人的，病变在五脏。为什么这样讲？因为六腑属阳，阳病热喜欢寒凉，又喜欢见人；由于五脏属阴，阴病寒喜欢温暖，而又想关起门独居，厌恶听到别人的声音。以此来辨别病在脏，还是在腑。

【按语】中医学认为：腑属阳，阳主热、主动；脏属阴，阴主寒、主静。本难

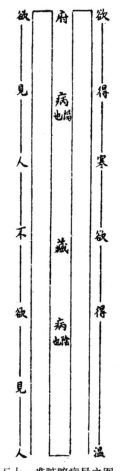

五十一难脏腑病异之图

按照中医的阴阳理论，从病人的喜恶，望其形体姿态，以辨别疾病在脏，还是在腑。

病在腑而属于实热者，由于热为阳，阳主动，因此病人喜冷饮，"欲得寒"，并且有焦躁不安的表现，治疗时宜清热为主；病在脏而属于虚寒者，因寒为阴，阴主静，所以病人喜欢热饮，"欲得温"，并有静不欲言又"恶闻人声"的表现，治疗时宜温经益气。

实际上，证候的显现，有单纯的寒证和热证，也有寒热错杂，真寒假热，真热假寒的区别。再说，脏腑病寒热虚实证皆有，腑病不都属热，脏病不尽是寒。病人的喜恶也不是绝对的。医生在诊断时，应根据具体病情，综合四诊，加以详辨。

本难和第四难以阴阳脉象分别脏病、腑病一样，都是从阴阳学说举例论述诊查方法。

第五十二难

论脏腑病根本不同

【原文】五十二难曰：腑脏发病，根本[1]等不？

然，不等也。

其不等奈何？

然，脏病者，止而不移，其病不离其处；腑病者，仿佛贲响[2]，上下流行，居处无常。故以此知脏腑根本不同也。

【注释】

〔1〕根本：树木之根。在此指本质。

〔2〕贲响：奔走而有声响。

【语译】五十二难说：腑和脏发生疾病，根本相同吗？

不相同。

腑和脏发病不相同的情况怎样？

脏发生疾病，按之停留在某处而不移动，它的病位不离开原来的处所；腑发生疾病，好像气行奔走而有声响，上下流动，部位不定。因此根据这些情况知道脏和腑发病本质是不同的。

【按语】本难谈应用按诊对脏腑病辨证，指的是癥瘕积聚。癥与积，痛有定处，按诊时有形而不移；瘕与聚，痛无定处，按诊无形，聚散不定。

按诊是中医诊断不能忽视的组成部分。

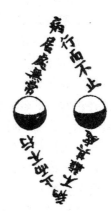

五十二难腑病
病根不同之图

第五十三难

论七传与间脏的传变

【原文】五十三难曰：经言七传者死，间脏者生，何谓也？

然，七传者，传其所胜也。间脏者，传其子也。何以言之？假令心病传肺，肺传肝，肝传脾，脾传肾，肾传心，一脏不再伤，故言七传者死也。间脏者，传其所生也。假令心病传脾，脾传肺，肺传肾，肾传肝，肝传心，是子母相传，竟而复始，如环之无端，故言生也。

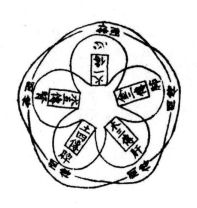

生相外　死相内
生間　剋七
著傳　著傳

五十三难七传间传之图

【语译】五十三难说：医经上讲，五脏疾病属于七传的死，属于间脏的生。这是什么道理呢？

所谓七传，是传其所胜之脏。间脏，是传其所生的子脏。为什么这样讲呢？假若心脏疾病传给肺，肺传给肝，肝传给脾，脾传给肾，肾传给心，每一脏不能再次受疾病损伤，因此讲七传的预后多不良。间脏，是传其所生的子脏，假若心脏疾病传给脾，脾传给肺，肺传给肾，肾传给肝，肝传给心，这是子脏母脏之间相传，母子相生之气终又复始，好像圆环一样没有止端，所以说预后多良好。

关于"七传"历代有不同的解释，《难经集注》吕广曰："七当为次字之误也。此下有间字，即知上当为次。又有五脏，心独再伤，为有六传耳，此盖次传奇所胜脏，故其病死也。"而虞庶认为："吕氏以七为次，深为误矣。""假令相生之数，数木、火、土、金、水、木、火，第五水字，隔第六木字，来克第七火字，火被水克，故曰七传。下文云间脏者，是第五水字下传与第六字木，见相生，故曰间脏者生也。"这种解释，都是基于五行，仿佛文字游戏。虞庶的解释较适于本难文字内容，"一脏不再伤，故言七传者死也。"而吕广"七"改为"次"，所传脏并未变更，还是讲得通的。最根本的问题是，古医家认为"传其所生者生，传其所胜者死"。

第五十四难

论脏腑病难易治

【原文】五十四难曰：脏病难治，腑病易治，何谓也？

然，脏病所以难治者，传其所胜也；腑病易治者，传其子也。与七传、间脏同法也。

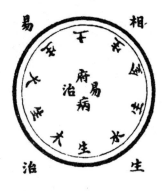

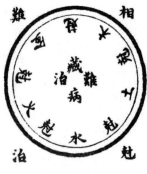

五十四难脏腑病难易治之图

【语译】五十四难说：五脏的病难治，六腑的病容易治，这是什么道理呢？

五脏的病所以难治的原因，是传给了它所胜之脏；六腑病容易治的原因，是传给了它所生的子脏。这道理和前难所讲的七传、间脏是同一个法则。

【按语】本难和前难都是以五行相生相克的关系来论述脏腑疾病，本难利用五行生克关系进一步讲脏腑病难易治的道理。中医学的道理，大多以阴阳、五行、表里、虚实、轻重论述，这是在当时的科学理论及实践基础上，从一般而论。现在看来，临床上脏病不一定都难治，腑病也不一定都容易治，应该具体问题具体分析。

第五十五难

论脏积腑聚

【原文】五十五难曰：病有积有聚，何以别之？

然，积者，阴气也；聚者，阳气也。故阴沉而伏，阳浮而动。气之所积，名曰积。气之所聚，名曰聚。故积者，五脏所生；聚者，六腑所成。积者，阴气也，其始发有常处，其痛不离其部，上下有所终始，左右有所穷处；聚者，阳气也，其始发无根本，上下有所留止，其痛无常处，谓之聚。故以是别知积聚也。

【语译】五十五难说：疾病有积有聚，怎样进行辨别？

积是阴气所生的病；聚是阳气所成的病。因为阴性是主下沉而潜伏的，阳性是主上浮而游动的。阴气积蓄而生的叫做积。阳气聚合而成的叫做聚。所以积是属阴的五脏所生；聚是在属阳的六腑渐聚而成。由于积是阴气积蓄为病，它开始发生便有固定的处所，它疼痛也不离开它所在的一定部位，按诊上下有起止点，左右有边缘；由于聚是阳气聚合成病，它开始发生便没有实质性物质，按诊上下有一定停留部位，其疼痛没有固定处所，叫做聚。所以根据这些症状识别是积还是聚。

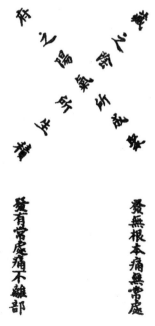

五十五难脏积腑聚之图

【按语】本难论述脏积腑聚的由来及区别，与五十二难论脏腑病根本不同，可以前后联系。

中医对由于气血凝积，有一定形状和固定部位的疾病称"积"。解释为："阴气所积，是五脏传其所胜，当旺时不受邪，故留结为积，所以止而不移也。"由于气机阻滞，聚合而生成病，多在六腑，其特点是聚散无常，时有时无，移动不定，称为"聚"。解释为："六腑之为病，阳也。所传其子，以回转不定，又阳主动，故无常处。"

第五十六难

论五脏之积

【原文】五十六难曰：五脏之积各有名乎？以何月何日得之？

然，肝之积名曰肥气，在左胁下，如覆杯，有头足。久不愈，令人发咳逆，痎疟[1]，连岁不已。以季夏[2]戊己日得之。何以言之？肺病传于肝，肝当传脾，脾季夏适旺，旺者不受邪，肝复欲还肺，肺不肯受，故留结为积。故知肥气以季夏戊己日得之。

心之积名曰伏梁，起脐上，大如臂，上至心下。久不愈，令人病烦心。以秋庚辛日得之。何以言之？肾病传心，心当传肺，肺以秋适旺，旺者不受邪，心复欲还肾，肾不肯受，故留结为积。故知伏梁以秋庚辛日得之。

脾之积名曰痞气，在胃脘，覆大如盘。久不愈，令人四肢不收，发黄疸，饮食不为肌肤。以冬壬癸日得之。何以言之？肝病传脾，脾当传肾，肾以冬适旺，旺者不受邪，脾复欲还肝，肝不肯受，故留结为积。故知痞气以冬壬癸日得之。

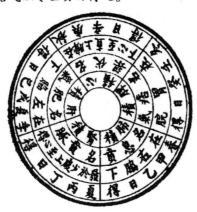

五十六难腑脏之积图

肺之积名曰息贲，在右胁下，覆大如杯。久不已，令人洒淅寒热，喘咳，发肺痈[3]，以春甲乙日得之。何以言之？心病传肺，肺当传肝，肝以春适旺，旺者不受邪，肺复欲还心，心不肯受，故留结为积。故知息贲以春甲乙日得之。

肾之积名曰贲豚，发于少腹，上至心下，若豚状，或上或下无时。久不已，令人喘逆，骨痿少气。以夏丙丁日得之。何以言之？脾病传肾，肾当传心，心以夏适旺，旺者不受邪，肾复欲还脾，脾不肯受，故留结为积。故知贲豚以夏丙丁日得之。

此五积之要法也。

【注释】

〔1〕瘖疟：瘖，音 jiē，与痎同。

〔2〕季夏：农历六月份。

〔3〕肺壅：壅，古与痈通。即肺痈。

【语译】五十六难说：五脏的积，有各自的名称吗？在哪月哪日容易得这种病呢？

肝脏的积病名"肥气"，发生在左侧胁下，头大足小像覆着的杯子，上下有头和足的明显界限。病久延不愈，会使人发生咳嗽气逆，瘖虐，连绵经年不休止。是在季夏戊己日得病。为什么这样讲？乃肺病传其所胜的肝，肝应当传脾，脾土在季夏适为当旺的时候，当旺的时候是不会受邪的，肝邪应复返要还于肺，而肝木不能胜肺金所以肺不肯受。邪因此无道可行就滞留郁结在肝而成积，所以知道"肥气"是在季夏土月戊己土日脾土极旺而肝木不能克制时得病的。

心脏的积病名"伏梁"，起于脐部之上，大小像手臂一样，上端到达心脏下边。久延不愈，会使人因病而心中烦躁。是在秋天庚辛日得病。为什么这样讲？乃肾病传其所胜的心，心应当传肺，肺金在秋天适为当旺的时候，当旺的时候是不会受邪的，心邪应复返要还于肾，而心火又不能胜肾水所以肾不肯受。邪因此无道可行就滞留郁结在心而成积，所以知道"伏梁"是秋申西金月庚辛金日肺金极旺而心火不能克制时得病的。

脾脏的积病名"痞气"，在胃脘部位发病，大小像覆着的盘子一样。病久延不愈，会使人四肢难以屈伸，发生黄疸，饮食不能被很好地消化吸收而成为肌肤的营养。是在冬天壬癸日得病。为什么这样讲？乃肝病传其所胜的脾，脾应当传肾，肾水在冬天适为当旺的时候，当旺的时候是不会受邪的，脾邪应复返要还于肝，而脾土又不能胜肝木所以肝不肯受，邪因此滞留郁结在脾而成积。所以知道"痞气"是在冬天亥子水月壬癸水日肾水极旺而脾土不能克制时得病的。

肺脏的积病名"息贲"，发生在右侧胁下，大小像覆着的杯子一样，病久延不愈，会使人洒淅怕冷和发热，气喘咳嗽，发生肺痈。是在春天甲乙日得病。为什么这样讲？乃心病传其所胜的肺，肺应当传肝，肝木在春天适为当旺的时候，当旺的时候是不会受邪的，肺邪应复返要还于心，而肺金又不能胜心火所以心不肯受。邪因此无道可行就滞留郁结在肺而成积，所以知道"息贲"是在春天寅卯木月甲乙木日肝木极旺而肺金不能克制时得病的。

肾脏的积病名"贲豚"，发生在少腹部，上端达到心脏下边，好像豚的奔突状态，或上或下不定时。病久延不愈，会使人气上逆而喘，骨骼痿弱，倦怠无力。是在夏天丙丁日得病。为什么这样讲？乃脾病传其所胜的肾，肾应当传心，心火在夏天适为当旺的时候，当旺时是不会受邪的，肾邪应复返要还于脾，而肾水又不能胜脾土所以脾不肯受。邪因此无道可行就滞留郁结在肾而成积，所以知道贲肠是在夏天巳午火月丙丁火日心火极旺而肾水不能克制时得病的。

以上就是诊断五脏之积的主要方法。

【按语】本难进一步论述了五脏之积的名称、部位、形态、病症，以及病因、病理和容易发病的日期。

五脏之积的名称，主要是根据它们的形态特征而命名。五脏之积的发病部位是根据中医五脏分属部位的理论而定，并不是指五脏实体的解剖位置，如"肝位于左，肺藏于右"。它们的继发病症，与五脏辨证相关。如肝积的咳逆，足厥阴肝经的别脉，贯膈上注于肺，肝气上冲于肺，反乘所胜所致。痎疟即痎疟，间日发称"痎"，连日而发称"疟"，五脏都有疟病，在肝为风疟。疟疾多发于少阳，而厥阴肝与少阳胆为表里；心积的烦心，是因心神受扰；脾积湿热内蕴，

149

脾运不健。胸闷食少，而且最易发生黄疸；肾积的咳逆，是足少阴的支脉，从肺出络心，注胸中，肾气上冲所致，肾不能纳气，因此少气。肾主骨，所以骨痿。五脏之积一般说，是由于邪气内犯，气血凝滞瘀积而形成。不同的邪气，可以侵犯不同的内脏，当某脏虚弱时，就容易被邪气侵犯而发生积病，至于病在何脏，则取决于正邪双方的不同情况。"受病之因，传变之理，不可不察。"

第五十七难

论 五 泄

【原文】五十七难曰：泄凡有几？皆有名不？

然，泄凡有五，其名有五。有胃泄，有脾泄，有大肠泄，有小肠泄，有大瘕泄[1]，名曰后重。

胃泄者，饮食不化，色黄。

脾泄者，腹胀满泄注[2]，食即呕吐逆。

大肠泄者，食已窘迫，大便色白，肠鸣切痛。

小肠泄者，溲而便脓血，少腹痛。

大瘕泄者，里急后重，数至圊而不能便，茎中痛。

此五泄之法也。

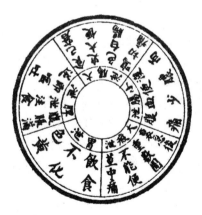

五十七难五泄之图

【注释】

〔1〕 大瘕泄：痢疾病。

〔2〕 泄注：便物稀薄，泄泻时像水下注一样。

【语译】五十七难说：泄泻病一般有几种？都有名称吗？

泄泻病分为五种，它的名称也有五个。有胃泄，有脾泄，有大肠泄，有小肠泄，有大瘕泄，又叫"后重"。

胃泄的症状是：饮食不消化，泄物色黄。

脾泄的症状是：腹部胀满，泄物稀薄，泻时如水注，食入后就要呕吐，胃气上逆。

大肠泄的症状是：进食后就感觉腹中急迫，大便呈白色，肠中鸣响，阵阵腹痛剧烈。

小肠泄的症状是：小便增多，大便带脓血，少腹部痛。

大瘕泄的症状是：腹中急迫肛门重坠，屡次去厕所大便而排出量很少，阴茎中疼痛。

这就是辨别五泄的方法。

泄泻是一种常见的疾病。本难论述了五种泄泻的名称及其临床表现。按脏腑辨证，将泄泻分为五种。泄泻的主要症状是大便溏薄，水泻或完谷不化，大便次数增多，同时伴有肠鸣、腹痛、不思饮食、精神倦怠等。一般无里急后重的感觉和便带脓血，与痢疾是不同的，治法也不一样。

引起泄泻的因素很多，病因与气候和饮食有密切关系，病所与脾胃最密切，甚则深传入肾，所以预防泄泻，应适应气候变化，注意饮食的温凉，勿暴饮暴食，病后当以和胃、健脾、温肾，为治疗大法。因为致病因素和寒热虚实有别，可分为：热泻、寒泻、湿泻、伤食泻、脾虚泻、肾虚泻。本难所论，从其症状来分，可以归为三类：胃泻，乃是由于胃中有积热，所以症见"饮食不化，色黄"。张仲景在《金匮要略》云："邪热不杀谷，以热得湿，则飧泄也。"可以用"胃苓汤"，根据病情加减治疗。脾泻和大肠泻，从"泄注"，"大便色白"，"肠鸣切痛"，"呕吐逆"，"腹胀满"等证分析，是寒症，可以用"理中汤"根据病情加减治疗。小肠泄和大瘕泄均属痢疾病，应当审其寒热虚实而进行治疗。

152

第五十八难

论伤寒病的种类及其脉象

【原文】五十八难曰：伤寒有几，其脉有变不？

然，伤寒有五：有中风，有伤寒，有湿温[1]，有热病，有温病，其所苦各不同。

中风之脉，阳[2]浮而滑，阴[3]濡而弱。湿温之脉，阳浮而弱，阴小而急。伤寒[4]之脉阴阳俱盛而紧涩。热病之脉，阴阳俱浮，浮之而滑，沉之散涩。温病[5]之脉行在诸经，不知何经之动也，各随其经所在而取之。

伤寒有汗出而愈，下之而死者；有汗出而死，下之而愈者，何也？

然，阳虚阴盛[6]，汗出而愈，下之即死；阳盛阴虚[7]，汗出而死，下之而愈。

寒热之病，候之如何也？

然，皮寒热者，皮不可近席，皮发焦，鼻槁，不得汗；肌寒热者，肌痛，唇舌槁，无汗；骨寒热者，病无所安，汗注不休，齿本槁痛。

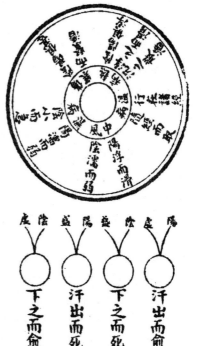

五十八难伤寒有五之图

【注释】

〔1〕湿温：是长夏季节多见的热性病，系由感受当令湿热之邪

而发。症状身热不扬，身重酸痛，胸部痞闷或呕吐，腹泻等。

〔2〕阳：寸口的寸部。

〔3〕阴：寸口的尺部。

〔4〕伤寒：感受寒邪而发的一种外感病，冬季多见。症状恶寒发热，无汗，头痛项强，脉浮紧。

〔5〕温病：指四时不同的温邪所引起的多种急性热病。

〔6〕阳虚阴盛：寒伤阳，故阳虚；寒邪由表侵袭，阴盛阳伤。表实宜汗。

〔7〕阳盛阴虚：热结在里，阳盛；热邪伤阴，故阴虚。里实忌汗宜下。

【语译】五十八难说：伤寒有几种，其脉象各有不同的变化吗？

伤寒病有五种：有中风，有伤寒，有湿温，有热病，有温病，它们所表现的症状各不相同。

中风病的脉象，是寸部浮滑，尺部濡而弱。湿温病的脉象，寸部浮而弱，尺部小而急。伤寒病的脉象，尺部寸部都有力而紧涩。热病的脉象，尺部寸部都浮，轻手取兼见滑象，重按表现散涩。温病的脉象，由于温邪流行于各经，所以很难辨别什么经的脉动，应该根据病邪的所在经脉而切取脉象。

治疗伤寒病有用"汗法"使汗出而疾病痊愈，如果用"下法"会造成死亡的；也有用"汗法"使汗出而造成死亡，如果用"下法"却可以使疾病痊愈的，这里面有什么道理呢？

阳虚阴盛，采用"汗法"使病人汗出而疾病痊愈，如果采用"下法"会造成死亡；阳盛阴虚，采用"汗法"使汗出会造成死亡，如果采用"下法"却可以使疾病痊愈。

恶寒发热的病，证候是如何表现的呢？

然，病在皮毛的寒热病，皮肤灼热不能贴近凉席，毛发憔悴，鼻中枯槁不润泽，身体无汗；病在肌肉的寒热病，肌肉疼痛，口干舌燥身体无汗；病在骨的寒热病，全身痛苦不安，汗出如水注不止，牙齿枯槁疼痛。

【按语】春夏秋冬一般常见的急性发热疾病，症状恶寒发热，头痛身疼，古人统称为"伤寒"。《内经》云："今夫热病者，皆伤寒之类也。"《难经》分伤寒有五："有中风，有伤寒，有湿温，有温病，有热病。"张仲景本着《内经》、《难经》诸书作《伤寒杂病论》，分六经辨证论治。从此历代中医皆本着《内经》、《难经》及张仲景的方法以治疗四时热病。至金元时刘守真始提出伤寒与温病不同的见解，创立双解散，表里两解；明代吴又可创立瘟疫论以区别于伤寒热病的治法；明末清初诸医家继起，对于急性热病学又做了进一步的发展。尤其是叶香岩、吴鞠通两位先生在前辈的基础上对温病各有阐述，条分缕析，有所发明，给祖国中医学热病方面的研究增添了更丰富、宝贵的内容。

本难所谈"中风"，是风寒直伤肌腠，风邪从口鼻或从皮毛侵入人体发生诸病，春阳过盛时感受温风而病，称风温，冬季感受风寒浅者便是中风。实为外感病。此与《金匮》所论的，有中腑、中脏、中血脉之分的"中风"不同，不可误解。中风重者便是伤寒，伤寒四时都有，冬季由于天气寒冷，较为多见。湿温病发于夏秋之际，外受湿从雨露或从地气潮湿中而得，若内生湿，一般来自饮食，凡过食膏粱厚味，甜腻水果，都能内生湿热，或兼感外邪。时在夏至后热盛于上，所以夏至后至立秋前发病急，多数热病。温病也是由于一年四季的风、火、暑、湿、燥、寒邪外感的时病，随季节而命名。温病有：风温、湿温、暑温、温燥、冬温。温病的来路是呼吸与皮毛；去路可汗、吐、利。四时温病很复杂，所以"温病之脉行在诸经，不知何经之动也，各随其经所在而取之"。四时温病与杂病瘟疫不同，应加以区别。

关于本难"温病"的解释，历代医家有所不同。《难经集注》中，扬康侯注解曰："兼鬼疠之气，散行诸经，故不可预知。"《难经正义》则认为："温病者，瘟疫病也，古无'瘟'字，'温'与'瘟'通故也。"这些解释并非无道理。在当时认为温热与伤寒同属外感，伤寒瘟疫并提，疾病分类不如现在清楚，对瘟疫只知"多见于兵燹之余，或水旱偏灾之后，大则一城，小则一镇一村，遍相传染者是也。"其病"乃天地诊厉之气，不可以常理测，不可以常法治也"。因此应该说，本难所论"温病"是指四时温病，含瘟疫。

中医的治疗大法，包括汗、吐、下、和、温、清、补、消八法。中医治病，主张去邪而不伤正，在八法的运用上，均需要掌握分寸，太过或不及，用之不当，都能伤正。因此要求汗而勿伤、下而勿损、温而勿燥、寒而勿凝、消而勿伐、补而勿滞、和而勿泛、吐而勿缓，这些方法的运用，都包含着对立统一的治疗原则。

本难只涉及了"汗法"和"下法"。汗法，是外感病初期有表证必用的方法。温病一般喜汗解，辛凉透表，忌辛温。湿温虽然禁汗，但是也需要通阳利湿，不得微汗，病邪难除。

伏邪亦贵透解。因为，热病虽有寒温之分，但是外邪的侵袭，由表入里，治疗均宜表散，采用汗法透邪外出，达到治愈目的。当汗而汗，病邪即随周身微汗出而解，不当汗而汗，为误汗；当汗不汗，则为失表。汗之不及固无功，汗之大过亦伤表。大汗必伤阳，过汗亦耗阴液。误汗伤阳。汗而有伤，病症变化复杂，是医者失治的过错。

下法，就是攻下之法，病邪在里则下之。下法是急性热病常用的治疗方法。攻下的目的，多是攻逐肠胃邪热结实，亦有泻水、逐痰、攻逐瘀血的作用。伤寒的阳明里热结实，温病在气分的热结肠胃，都要攻下，并有急下、可下、失下、误下之说。慢性杂病，有里实者，亦需攻下。应下失下，会造成严重后果；而表邪郁闭误下，则会导致邪陷入里，延误病程，致伤正气，是为下而有损的后果，尚须警戒。由于病情不同，下法用药各异，均应进行辨证分析。

本难最后一段，讲述了皮、肌、骨三种寒热病，由表及里，其病位由浅到深，病情由轻到重，可看作外感时病的不同发展阶段。

《难经正义》认为："列此一节于五种伤寒之后者，正示人以内伤杂病，与外感之形证不同，不可误治耳。"也有注家认为，五脏六腑都有寒热病，此经只讲了肺、脾、肾。这些注释，从本难通篇整体看不大相宜。

第五十九难

论狂癫病的鉴别

【原文】五十九难曰：狂癫之病，何以别之？

然，狂之始发，少卧而不饥，自高贤也，自辨智[1]也，自贵倨[2]也，妄笑，好歌乐，妄行不休是也。癫病始发，意不乐，直视僵仆。其脉三部阴阳俱盛是也。

【注释】

〔1〕辨智："辨"与"辩"通。指能言善辩。

〔2〕倨：傲慢。

【语译】五十九难说：狂和癫这种疾病，怎样鉴别？

狂病开始发作，很少困倦而且不知道饥饿，自以为高尚贤能，自以为善辨聪明，自以为尊贵傲慢，狂妄地笑，喜欢歌唱和玩乐，轻率行动而不休止。癫病开始发作，精神不愉快，二目直视，突然跌倒不能行动。患者脉象左右三部中尺部或寸部都博动有力，这就是癫病或狂病的脉诊表现。

【按语】狂病和癫病属精神神经方面的疾病。中医主要根据临床上某一个或某几个突出的临床表现确定病，并且根据这些临床表现，对患者进行"辨病"。

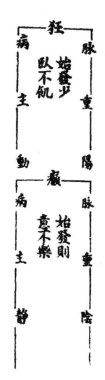

五十九难狂癫病图

　　中医认为狂病属阳，癫病属阴，前第二十难就有所谓"重阳者狂"和"重阴者癫"的论述。以"阳性动"、"阴性静"来解释其症状表现。

　　《灵枢·癫狂》指出：阴虚则阳盛，以致病狂，并分其为"实狂"和"虚狂"。《素问·奇病论》指出：婴儿在母腹中所发癫疾为"癫痫"病，亦有不从母腹中得的，皆痰气为病"风癫"，不可不辨。本难中"直视僵仆"的症状描述，颇似癔病、癫痫之类的疾病。

第六十难

论头★心病

【原文】六十难曰：头心之病，有厥痛，有真痛，何谓也？

然，手三阳之脉，受风寒，伏留而不去者，则名厥头痛；入连在脑者，名真头痛。其五脏气相干，名厥心痛；其病甚，但在心，手足青者，即名真心痛。其真心痛者，旦发夕死，夕发旦死。

【语译】六十难说：头部和心脏疼痛的疾病，有厥痛，有真痛，怎样区别呢？

手三阳的经脉，感受风寒，邪气潜伏滞留在经脉而没有除去，则壅逆而冲于头以致头痛的，就叫做厥头痛；邪气深入连在脑中以致头痛的，叫做真头痛。那种由于五脏之气逆乱相互侵扰冲逆致痛的，叫做厥心痛；那种疼痛很厉害，无别脏相干局限在心脏部位，手足血色变青的，就叫做真心痛。这种真心痛的疾病，往往是早晨发病到晚上就死亡了，晚上发病到次日早晨就死亡了。

【按语】本难分别论述了头痛病与心痛病都有厥痛和真痛两种类型，厥痛非本身自病，而真痛病邪就在自身。

脑为髓海，心为神舍。脑和心都是人体的重要器官，所以由于直接发生于头或心而引起疼痛的疾病，是非常危险

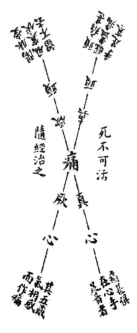

六十难头心病之图

的，"旦发夕死，夕发旦死"。

本难结句"其真心痛者，旦发夕死，夕发旦死"，医学家滑伯仁认为："真"字下欠一"头"字是矣。因为脑为人身的主宰，亦不受邪，所以真头痛也是"旦发夕死，夕发旦死"，十分危险。

第六十一难

论望、闻、问、切

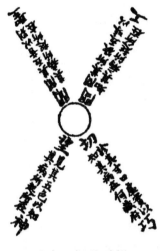

六十一难四知之图

【原文】六十一难曰：经言望而知之谓之神，闻而知之谓之圣，问而知之谓之工，切脉而知之谓之巧。何谓也？

然，望而知之者，望见其五色，以知其病。闻而知之者，闻其五音，以别其病。问而知之者，问其所欲五味，以知病所起所在也。切脉而知之者，诊其寸口，视其虚实，以知其病，病在何脏腑也。经言以外知之曰圣，以内知之曰神，此之谓也。

【语译】六十一难说：医经上讲，通过望诊而知道病情是超乎寻常的高超技术，通过闻诊而知道病情是顺理成章的高明技术，通过问诊而知道病情需要经验和熟练的技术，通过切脉而知道病情是灵活精巧的技术。这是什么意思呢？

所说通过望诊而知道病情的，就是观察病人病体外部所表现的青、赤、黄、白、黑五种颜色变化，从而了解疾病的情况。所说通过闻诊而知道病情的，就是听病人所发出的"五声五音"的相应与不相应，从而了解疾病的情况。所说通过问诊而知道病情的，就是询问病人对酸、苦、甘、辛、咸五种滋味的不同嗜好，从而了解病人的发病原因和病变部位。所说通过切脉诊断而知道病情的，就是切按病人寸、关、尺，审察三部脉象的虚实，从而了解疾病的情况，病变究竟在什么脏腑。医经讲，能根据外部症状而了解病情的叫做圣，有高明的技术；在外部症状尚未明显时就能够通过细微变化从而了解内部已有病变的叫做神，有超乎寻常的高超技术。就是这个意思。

【按语】望、闻、问、切合称为四诊，是古代医学家根据审察内外和辨证求因的原则进行诊断的方法。《难经》将四诊并提，而且云，"望而知之谓之神"，"闻而知之谓之圣"，"问而知之谓之工"，"切脉而知之谓之巧"。要全面地了解病情，必须四诊合参，不能把四者割裂开。

望诊是运用医生的视觉，对病人全身或局部有关部位及其分泌物、排泄物等，进行有目的的观察，以了解病情的变化。有望神色、望形态、舌诊等。闻诊，包括闻声音和嗅气味两个方面。古代的闻诊主要以"五声五音"的相应与不相应，来辨别五脏的病变。汉代张仲景以病人的语言、呼吸、喘息、咳嗽、呕吐、呃逆、肠鸣、呻吟等作为闻诊的主要内容。后世学者更将口气、鼻气、痰气以至各种分泌物、排泄物等的异常气味也列入闻诊范围。医生在病人自诉病情之后，对病人或其家属进行有目的的查询病情，就是问诊。问诊就是要了解其自觉症状、发病经过、个人病史、家族病史，以至病人的生活习惯、居住条件等，以便详细搜集辨证资料。切诊，实际分脉诊和按诊两部分。脉诊是按脉搏；按诊是对病人的肌肤、手足、胸腹及其他部位的触摸按压。古代切诊多指脉诊，脉与病的关系十分复杂，几千年来，我国历代学者从临床实践中积累了极其丰富的经验。

第六十二难

论脏腑井荣穴数目

【原文】 六十二难曰：脏井荣[1]有五，腑独有六者，何谓也？

然，腑者阳也。三焦行于诸阳，故置一俞，名曰原[2]。所以腑有六者，亦与三焦共一气也。

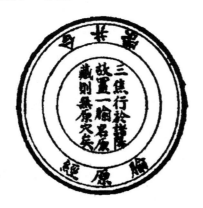

六十二难脏腑井荣之图

【注释】

〔1〕井荣："荣"同"荥"。井荣是井、荥、腧、经、合的总称。

〔2〕原：本原。在此指"原穴"。

【语译】 六十二难说：五脏经脉各有井、荥、腧、经、合五穴，唯独六腑经脉，各有六穴，这是什么道理？

六腑的经脉是属阳的。三焦之气运行在各阳经之间，因此添置了一个腧穴，名叫原。所以腑的阳经有六穴，六腑之气也就和三焦之气贯通共成一气了。

【按语】五脏的经脉，都以所出为井，如"水源出井"；所流为荥，荥与荣同，荥，小水，脉气尚微；所注为腧，腧与"输"同，经由此而输向彼；所行为经，经气大行，正盛于此；所入为合，脉气由此内行，归合于腑脏，十二经脉各有井、荥、腧、经、合，简称五输穴，位在手肘足膝关节之处。其中六腑的经脉，还多一个腧穴，名原。也就是"脏腑井原不同"，原穴是各阳经中三焦之气所过之处，所谓"所过为原"。

第六十三难

论井穴为始

【原文】六十三难曰：《十变》言，五脏六腑荣合，皆以井[1]为始者，何也？

然，井者，东方春也，万物之始生。诸蚑[2]行喘息，蜎[3]飞蠕[4]动，当生之物。莫不以春生。故岁数始于春，日数始于甲，故以井为始也。

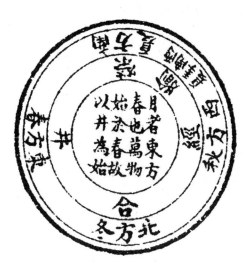

六十三难井始之图

【注释】

〔1〕井：指谷井，山谷之中，泉水初出之处。非掘成之井。此作穴名。

〔2〕蚑：虫行动状态。

〔3〕蜎：虫类飞翔状态。
〔4〕蠕：虫类爬行状态。

【语译】六十三难说：《十变》讲，五脏六腑的荥合等穴，都以井为起始的穴位，这是什么道理？

井穴，井水始出像东方日出和欣欣向荣的春天一样施化育万物，是使万物开始萌发生长的象征。冬天蛰伏的各种虫类开始行动喘息，飞翔爬行，一切应当恢复生机的生物，没有不在春天获得新生的。所以一年的时序开始于春季，日数始于甲干之首，因此以井作为起始的穴位。

【按语】人身脏腑经穴起止，其次序按：先井，次荥，次腧，次经，次合，所以说以井为始。天地之气初行于春。人与天地相应，所以春以井穴相同，用比喻作解释。

第六十四难

论井荣配合

【原文】六十四难曰：《十变》又言，阴井木，阳井金；阴荣火，阳荣水；阴腧土，阳腧木；阴经金，阳经火；阴合水，阳合土。阴阳皆不同，其意何也？

然，是刚柔之事也。阴井乙木，阳井庚金。阳井庚者，乙之刚也；阴井乙，乙者，庚之柔也。乙为木，故言阴井木也；庚为金，故言阳井金也。余皆仿此。

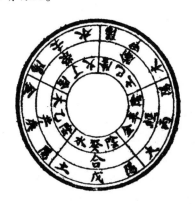

六十四难井荣配合之图

【语译】六十四难说:《十变》又讲,阴经的井穴属木,阳经的井穴属金;阴经的荥穴属火,阳经的荥穴属水;阴经的腧穴属土,阳经的腧穴属木;阴经的经穴属金,阳经的经穴属火;阴经的合穴属水,阳经的合穴属土。阴经阳经五输穴所属的五行都不相同,它的意思是什么呢?

这是有关阳刚阴柔相互配合的事理。例如阴经的井穴配合属于阴的乙木,阳经的井穴配合属于阳的庚金。阳经的井穴配阳干庚的道理是,阳干庚为阴干乙的刚;阴经的井穴配阴干乙,阴干乙,为阳干庚的柔。阴干乙与五行结合为木,所以说阴经的井穴属木;阳干庚与五行结合为金,所以说阳经的井穴属金。其余井荥阴阳配合五行刚柔,都可以仿照此方法类推。

【按语】《灵枢·本输第二》,论述了以脏腑精气为基础的经脉之气,在肘膝关节以下出入流注的部位,指出了各经的井、荥、腧、原、经、合各特定穴位的名称和具体位置。指出:肺出于少商,为井木;心出于中冲,为井木;肝出于大敦,为井木;脾出于隐白,为井木;肾出于涌泉,为井木,此五脏的井都始于木。又指出:膀胱出于至阴,为井金;胆出于窍阴,为井金;胃出于厉兑,为井金;三焦出于关冲,为井金;小肠出于少泽,为井金;大肠出于商阳,为井金,此六腑的井都始于金。《灵枢》讲述了各经金木的道理,而未详悉讲述五行生克配合之义。《难经》第六十四难是最先以五行刚柔阴阳配合论述井荥的书籍。

本难"论井荥配合",把五输穴各配合阴阳五行,结合天干来区别其属性,以说明其相互关系,应该"阴阳相合,刚柔相济"。在前第三十三难论肺金肝木浮沉说中,已论述了十天干化合之义,可以互参。

现将十二经井荥阴阳配合五行刚柔列表于后。

根据表可以看出:从阴阳关系而论,以阳合阴,以刚济柔;以五行生克来说,以阳经的五行所属克阴经的五行所属。

十二经井荣阴阳配合五行刚柔表

阴（柔）						阳（刚）							
脏 井 荣 腧 经 合	井	荣	腧	经	合	腑 井 荣 腧 原 经 合	井	荣	腧	原	经	合
天干 五行 经名	乙 木	丁 火	己 土	辛 金	癸 水	天干 五行 经名	庚 金	壬 水	甲 木	（木）	丙 火	戊 土
手太阴肺经 （金）	少商	鱼际	太渊	经渠	尺泽	手阳明大肠经 （金）	商阳	二间	三间	合谷	阳溪	曲池
足太阴脾经 （土）	隐白	大都	太白	商丘	阴陵泉	足阳明胃经 （土）	厉兑	内庭	陷谷	冲阳	解溪	三里
手少阴心经 （火）	少冲	少府	神门	灵道	少海	手太阳小肠经 （火）	少泽	前谷	后溪	腕骨	阳谷	小海
足少阴肾经 （水）	涌泉	然谷	太溪	复溜	阴谷	足太阳膀胱经 （水）	至阴	通谷	束骨	京骨	昆仑	委中
手厥阴心包经 （相火）	中冲	劳宫	大陵	间使	曲泽	手太阳三焦经 （相火）	关冲	液门	中渚	阳池	支沟	天井
足厥阴肝经 （木）	大敦	行间	太冲	中封	曲泉	足少阳胆经 （木）	窍阴	侠溪	临泣	丘墟	阳辅	阳陵泉

169

第六十五难

论出井入合

【原文】六十五难曰：经言所出为井，所入为合。其法奈何？

然，所出为井，井者，东方春也，万物之始生，故言所出为井也。所入为合，合者，北方冬也，阳气入藏，故言所入为合也。

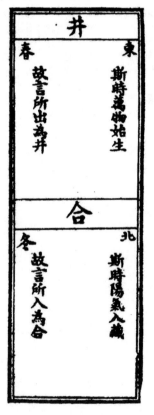

六十五难出井入合之图

【语译】六十五难说：医经《灵枢·本输》讲，经气所发出的穴位称为井，经气所深入的穴位称为合。它采取此法犹如什么呢？

把经气所发出的穴位称为井，因为井穴如同井水始出，像东方日出和欣欣向荣的春天一样施化育万物，是使万物开始萌发生长的象征，所以说经气所发出的穴位为井。把经气所深入的穴位称为合，因为合穴，它就像北方冬天一样，阳气被收敛内藏，所以说经气所深入的穴位为合。

【按语】经气从指、趾端开始发出，按井、荥、腧、经、合次序，如春、夏、秋、冬之周而复始，东、西、南、北之循环无端。井属春，如东方，所以经气自井而生发。合属冬，如北方，所以经气至合而入藏。经气在正常生命活动的运行中，也和四时正常的春、夏、秋、冬的变化规律一样，有着生→长→化→收→藏的规律性。

第六十六难

论十二经之原

【原文】六十六难曰：经言肺之原，出于太渊；心之原，出于太陵；肝之原，出于太冲；脾之原，出于太白；肾之原，出于太溪；少阴之原，出于兑骨；胆之原，出于丘墟；胃之原（即神门）出于

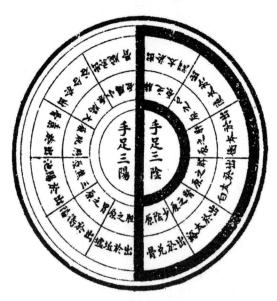

三焦者原气
之别使主通
行三焦经历
五藏六府原
者三焦之尊
号故所止轴
为原五藏六
腑之有病者
皆取其原也

六十六难十二经原之图

冲阳；三焦之原，出于阳池；膀胱之原，出于京骨；大肠之原，出于合谷；小肠之原，出于腕骨。十二经皆以腧为原者，何也？

然，五脏腧者，三焦之所行，气之所留止也。

三焦所行之腧为原者，何也？

然，脐下肾间动气者，人之生命也，十二经之根本也，故名为原。三焦者，原气之别使也，主通行三气，经历于五脏六腑。原者，三焦之尊号也，故所止辄为原。五脏六腑之有病者，皆取其原也。

【语译】六十六难说：医经上讲，手太阴肺经的原，出于太渊穴；心（手厥阴心包络经）的原，出于太陵穴；足厥阴肝经的原，出于太冲穴；足太阴脾经的原，出于太白穴；足少阴肾经的原，出于太溪穴；手少阴心经的原，在掌后锐骨端的神门穴；足少阳胆经的原，在丘墟穴；足阳明胃经的原，在冲阳穴；手少阳三焦经的原，在阳池穴；足太阳膀胱经的原，在京骨穴；手阳明大肠经的原，在合谷穴；手太阳小肠经的原，在腕骨穴。手足阴阳十二经都以腧为原，是什么道理呢？

173

因为五脏各经脉的原，是三焦之气运行和停留的地方。

三焦之气所运行和停留的地方为原，是什么道理呢？

脐下肾间动气——丹田，是人体生命的所在，也是十二经的根本，所以把它称为原——五气之根原。三焦，是把丹田的原气输送全身的使者，能贯通运行上、中、下三焦之气，经过五脏和六腑。原，是三焦的尊号，所以把三焦之气运行停留的穴位称为原。五脏六腑有病的时候，都可以取相应经络的原穴进行治疗。

【按语】本难论述"十二经之原"，不仅各阳经中三焦之气所过之处，添一个穴位，称做"原"，而且各阴经"以腧为原"，所以，十二经都有"原"。

本难"十二经皆以腧为原"的说法与实际只有五脏阴经以腧为原，而六腑则阳经腧和原分别是两个不同穴位不相符。又"五脏腧者，三焦之所行，气之所留止也。"下文讲"三焦所行之腧为原"，认为"三焦者，原气之别使也，主通行三气，经历于五脏六腑，原者，三焦之尊号也，故所止辄为原"。这就不仅为五脏腧，而且包括六腑阳经的穴位，所以此说法欠妥。

关于"十二原"，本难十二经原穴名称，与《灵枢·九针十二原》有所不同，而《灵枢》中，《九针十二原》、《本输》和《邪客》三篇之说，各有不同。此问题，明代医学家张介宾在《类经》一书中指出："在《九针十二原篇》止言五脏之原左右各二，而复有膏之原（出于鸠尾），肓之原（出于脐映），共为十二原。在《本输篇》则以前篇五脏之原为五腧，复有六腑之原，而无膏、肓之原，且手少阴之脉独无腧，而以手厥阴之腧代之。在《邪客篇》则明指手少阴之腧，在掌后锐骨之端，而亦皆无少阴井荣经合并膏肓等原。《难经》亦然。"又指出："及查《甲乙经》乃云，少冲者木也，少阴脉所出为井；少府者火也，少阴脉所溜为荣，神门者土也，少阴脉所注为腧；灵道者金也，少阴脉所行为经；少海者水也，少阴脉所入为合，而十二经之井荣始全矣。"也就是说，自晋代皇甫谧在他著的《甲乙经》中，明确列出了手少阴心经的五输穴，这样，十二经的井、荣、腧、原、经、合才趋于完备。

第六十七难

论阴募阳腧

【原文】六十七难曰：五脏募皆在阴，而腧在阳者，何谓也？然，阴病行阳，阳病行阴。故令募在阴，腧在阳。

【语译】六十七难说：五脏经气聚集的募穴都在属阴的胸腹部，而经气转输的腧穴都在属阳的腰背部，这是什么道理？

内脏中的阴气转输地点是腧穴，阴经的病常行于阳分；内脏中的阳气的聚集点是募穴，阳经的病常行于阴分。所以募穴都在属阴的胸腹部，腧穴全在属阳的腰背部。

【按语】本难论述了腧穴和募穴的阴阳属性及其在治疗上的作用。

脏腑腧穴均在腰背部，背为阳；脏腑的募穴均在胸腹部，腹为阴。腧、募集中在背腹部，主要是由于背腹接近内脏，这些穴和内脏有较直接的联系。由此可见，"阴阳经络，气相交贯，脏腑腹背，气相通应"。所以阴阳经气或病邪结聚输转的地方，是互相交差会聚的。这也就是"从阳引阴，从阴引阳"的道理。

本难只论五脏募腧，六腑募腧也同样是"募亦在阴，腧亦在阳"，可以根据五脏募腧类推。现将脏腑募腧各穴名称、位置、取法、归经等列表，以供参考。

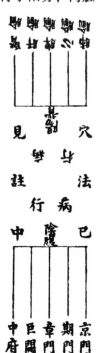

六十七难阴募阳腧之图

由于腧募是脏腑经气聚结与转输的枢纽，也是病邪出入的通行孔道。在生理上，经脉之"气相通应"；病理上，"阳病行阴，阴病行阳"。因此，在治疗上，针刺腰背部的腧穴，可以医治内脏或阴经的疾病，如针刺肝腧可治肝炎、眼病、脊背痛等病；针刺脾腧可治胃痛、消化不良、贫血等病；针刺肾腧可以治肾炎、神经衰弱、遗精、阳痿、月经不调等病。针刺胸腹部的募穴，可以医治体表和阳经的疾病，如针刺中脘可治胃下垂、胃痛、呕吐、消化不良、腹胀等；针刺中府可医治咳嗽、喘息、胸痛、肩背痛等。

脏腑募腧总表

五脏六腑	脏					腑					
	肝	心	脾	肺	肾	大肠	小肠	三焦	胆	胃	膀胱
腧穴	肝腧	心腧	脾腧	肺腧	肾腧	大肠腧	小肠腧	三焦腧	胆腧	胃腧	膀胱腧
位置与取法	第九椎下，旁开一寸五分	第五椎下，旁开一寸五分	第十一椎下，旁开一寸五分	第三椎下，旁开一寸五分	第十四椎下，旁开一寸五分	第十六椎下，旁开一寸五分	第十八椎下，旁开一寸五分	第十三椎下，旁开一寸五分	第十椎下，旁开一寸五分	第十二椎下，旁开一寸五分	第十九椎下，旁开一寸五分
归经	膀胱经	膀胱经	膀胱经	膀胱经	膀胱经	膀胱经	膀胱经	膀胱经	膀胱经	膀胱经	膀胱经
募穴	期门	巨阙	章门	中府	京门	天枢	关元	石门	日月	中脘	中极
位置与取法	乳下二肋与三肋陷中。仰卧取穴	胸骨体下二寸处	十一肋前端下方，侧卧，垂臂屈肘，肘尖指处	锁骨下，第二骨的外侧陷中	十二肋前端下际。侧卧屈足，伸下足取穴	脐旁二寸	脐下三寸。腹正中线上取穴	脐下二寸	期门下一肋，乳下肋端	胸骨体下端和脐孔连线中点。脐上四寸取穴	脐下四寸
归经	肝经	任脉	肝经	肺经	胆经	胃经	任脉	任脉	胆经	任脉	任脉

第六十八难

论五穴主病

【原文】六十八难曰：五脏六腑，各有井、荥、腧、经、合，皆何所主？

然，经言所出为井，所流为荥，所注为腧，所行为经，所入为合。井主心下满，荥主身热，腧主体重节痛，经主喘咳寒热，合主逆气而泄。此五脏六腑井、荥、腧、经、合所主病也。

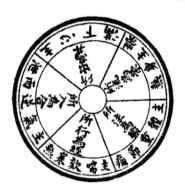

六十八难五穴主病之图

【语译】六十八难说：五脏六腑，都有井、荥、腧、经、合穴，这些穴位是主治什么病症的呢？

医经讲，经气所开始发出的穴位，称为井；经气尚微流动的穴位，称为荥；经气灌注的穴位，称为腧；经气畅流经过的穴位，称为经；经气由此内行归于腑脏的穴位，称为合。井穴主治心下胀满，荥穴主治身体发热。腧穴身体满重关节疼痛，经穴主治气喘咳嗽怕冷发热，合穴主治气逆下泄。这就是五脏六腑井、荥、腧、经、合所主治的病症。

【按语】本难所指"经言"是《灵枢·九针十二原》，古人采用山谷泉水的流行作比喻，形容人经脉气血的运行概况，用比类取象，以五行所属，论其主治，与六十三难和六十三难以前的论述有相似之处。井主心下满，井属木，与肝相关；荥属火，与心相关，火为热病，所以荥穴治"身热"；腧属土，与脾相关，脾主肌肉、四肢，所以刺腧穴医治身重，病邪若在脾土必伤及肾水，肾主骨所以"节痛"，宜治于腧穴；经穴主治喘咳寒热，是因为经属金，与肺相关，今邪在经，肺有病，得寒则咳，得热则喘；合属水，与肾有关，肾气不足，伤于冲脉，则气逆里急，肾开窍于二阴，肾气不禁，所以泄注，针刺合穴可医治气逆下泄。中医认为："井、荥、腧、经、合，法五行，应五脏。"在针灸治疗时，应当辨清病证，根据脏腑经脉相互关系灵活运用，善于变通。以上所论都是具有特殊作用的一些腧穴，有其治疗上的特点，对脏腑疾患，根据病情选穴针刺，确有疗效。对井、荥、腧、经、合主病，还应各依其时而调治，因为"四时之邪，各凑荥腧中留止也。"

第六十九难

论补母泻子针刺法

【原文】六十九难曰：经言虚者补之，实者泻之，不实不虚以经取之。何谓也？

然，虚者补其母，实者泻其子，当先补之，然后泻之。不实不虚以经取之者，是正经自生病，不中他邪也，当自取其经，故言以经取之。

【语译】六十九难说：《灵枢·经脉》上讲虚证用补法治疗，实证用泻法治疗，不实不虚的病症就在本经取穴治疗。这是什么道理？

虚证根据五行相生理论的母子关系采取补其母的方法，实证根据五行相生理论的母子关系采取泻其子的方法，在治疗步骤上应当先补，然后再泻。不实不虚的病症，这是本经自生的病，没受到他经之邪的影响，应当从本经取腧穴，所以说以经取之。

实者泻其子
虚者补其母

虚不实不

以经取之

六十九难补
母泻子之图

【按语】本难"经言"，是指《灵枢·经脉》。《经脉》提出了"盛则泻之，虚则补之，热则疾之，寒则留之，陷则灸之，不盛不虚，以经取之"的治疗原则和针刺方法。医生治病时，属实的要用泻法，属虚的要用补法，属热的扎针时要用速刺法，属寒的要用留针法，阳气内衰而脉虚下陷不起的要用灸法，不实不虚的从本经取治。

人身十二经脉，在体内都与脏腑连属，并有相互表里的关系。

因此，十二经脉随着五脏六腑与五行的配合，也就有了联系。十二经脉的六十六个作用较大的腧穴，也就是在四肢肘膝以下的井、荣、腧、经、合，各与五行配合（参看第六十四难）。可以按照"虚者补其母，实者泻其子"等法则进行治疗，往往收到较好的治疗效果。

兹将其运用方法举例说明：1. 见病人患有多汗、咳嗽、少气不足以息，这是肺经正气不足的虚证，治疗肺经气虚，可采用"虚者补其母"的方法，取本经腧穴"太渊"，因太渊属土，土为金之母。刺太渊即是虚者补其母的意思。

2. 见病人有咳嗽、胸满、喘息、咽痛等症，这是手太阴肺经（金）发病，是肺经实证，治疗可以采用"实者泻其子"的方法，取本经合穴"尺泽"，因尺泽属水，水为金之子。刺尺泽即为实则泻其子的意思。

五行学说在针灸方面运用广泛。十二经分五行，每经的井、荣、腧、经、合又分五行，与阴阳学说中的阴中有阴，阳中有阳的演变规律一致，愈分愈细，变化中复杂而有一定规律。

180

关于"不实不虚以经取之"，是指本经自己发病，并不是由于他经的虚实所影响致病，治疗时只需按本经自身的虚实情况，取本经的腧穴，采用或补或泻的方法，就可以达到治疗的目的。例如喉、胸、肺的病，取手太阴肺经的穴位，就可治愈。

关于五行子母相生，参看第十难。

第七十难

论四时的不同刺法

【原文】七十难曰：经言春夏刺浅，秋冬刺深者，何谓也？

然，春夏者阳气在上，人气亦在上，故当浅取之，秋冬者阳气在下，人气亦在下，故当深取之。

春夏各致一阴，秋冬各致一阳者，何谓也？

然，春夏温，必致一阴者，初下针沉之，至肾肝之部，得气引持之阴也；秋冬寒，必致一阳者，初内针，浅而浮之，至心肺之部，得气推而内之，阳也。是谓春夏必致一阴，秋冬必致一阳。

【语译】七十难说：医经讲春夏季节针刺宜浅，秋冬季节针刺宜深，这是什么道理？

春夏季节，天地的阳气向上，人身营卫的阳气也趋向于肌肤浅层，因此当浅刺取穴；秋冬季节，天地的阳气向下，人身营卫的阳气也趋向于筋骨深层，因此当深刺取穴。

春夏季节需各引取一阴气，秋冬季节需各引取一阳气，这是什么道理？

七十难刺分四时图

春夏季节气候温暖，必须引取一阴之气，方法是在开始下针要深刺，到肾肝所主的骨筋部位，等到得气后，将针提举，引出阴气上达阳分。秋冬季气候寒冷，必须引取一阳之气，方法是在开始进针时，要浅而浮刺，到心肺所主的血脉皮肤部位，等到得气后，再将针推进，以送心肺的阳气深入阴分。这就是所谓春夏季必须引取一阴之气，秋冬季必须引取一阳之气的针法。

【按语】七十难认为，人的气血活动与季节有关，人体阳气随自然界四季的变化不同，有着内外出入的变化，所以针刺也就有宜深宜浅的区别。并讲述了春夏从深层引阴气，秋冬从浅层纳入阳气针刺手法，也就是"取阴养阳，取阳养阴"，以调节人体阴阳，使之适应时令气候的变化，有利于对疾病的治疗。

在针灸治疗时，针刺的深度视针刺部位、病证需要、针感程度而定，也要重视季节这个因素。

第七十一难

论针刺荣卫手法

【原文】七十一难曰：经言刺荣无伤卫，刺卫无伤荣。何谓也？

然，针阳者，卧针而刺之；刺阴者，先以左手摄按所针荣腧之处，气散乃内针。是谓刺荣无伤卫，刺卫无伤荣也。

【语译】七十一难说：医经上讲刺荣不要伤卫，刺卫不要伤荣。这是什么意思？

针刺行脉外属表为阳的卫分，应该横刺；针刺行脉中属里为阴的荣分，应该先用左手拇指和食指按摩所要针刺的穴位将穴部皮肤捏起，也就是使卫气散离其处然后进针。这就是刺荣不伤卫，刺卫不伤荣的针刺手法。

七十一难刺荣卫图

【按语】《素问·刺齐论》中说："刺骨者无伤筋，刺筋者无伤肉，刺肉者无伤脉，刺脉者无伤皮；刺皮者无伤肉，刺肉者无伤筋，刺筋者无伤骨。"此就是本难所说的"经言"。针刺的方法有着很高的技术要求和严格的操作规程，医生必须熟练地掌握从进针到出针的一系列的操作技术。

本难讲"卧针而刺之"也就是横刺。横刺是将针身与皮肤表面约呈15℃~25°角沿皮肤刺入。适用于皮肉浅薄处。另外还有，斜刺，针身与皮肤表面约呈45°角倾斜刺入，适用于不能深刺或不宜深刺的腧穴。直刺，针身与皮肤表面呈90°角垂直刺入，适用于全身大多数腧穴，尤其是肌肉丰厚部的穴位。

正确掌握针刺的角度、方向、深度是获取针感、提高疗效、防止意外事故的重要环节。取穴的正确性，是穴位的皮肤表面位置与深度、方向、角度的正确结合，需要与病人体质的强弱和体形的胖瘦等具体情况相结合而灵活运用。

针灸操作时，一般用右手持针，称"刺手"，左手按压，称"押（压）手"，两手常配合使用。本难讲"刺阴者，先以左手摄按所针荣腧之处，气散乃内针"。在《标幽赋》一书中说："左手重而多按，欲令气散；右手轻而徐，不痛之因。"这是前人的宝贵经验，讲清了针刺时左右手协作的重要性。

关于"荣卫"问题，可参看第三十难。

第七十二难

论迎随补泻的方法

【原文】七十二难曰：经言能知迎随之气，可令调之，调气之方，必在阴阳。何谓也？

然，所谓迎随者，知荣卫之流行，经脉之往来也。随其逆顺而取之，故曰迎随。调气之方，必在阴阳者，知其内外表里，随其阴阳而调之，故曰调气之方，必在乎阴阳。

【语译】七十二难说：医经上讲，能够知道针刺手法上的泻补经脉荣卫气，就可以使经脉的荣卫气得到调和，调气的方法，必须以阴阳为基础。这是什么道理呢？

迎，指泻法；随，指补法。运用补泻针刺法必须知道荣卫气血的传注分布和盛衰，以及各经脉的往来行走方向，根据它的顺逆以行补泻。顺着经气以益其不足为补，称"随"；逆着经气以损夺其有余为泻，称"迎"，所以叫迎随。调气的方法，必须以阴阳为基础，是因为疾病的产生往往为阴阳失调所致，要知道人体内外表里之间的关

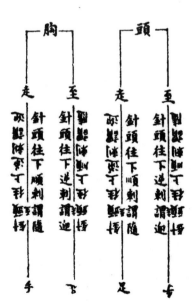

七十二难经脉迎随之图

系，才能对阴阳的盛衰进行调治。所以说调气的方法，必须首先在于辨别阴阳。

【按语】本难论述迎随与调气，使用迎随补泻法，必须以阴阳为基础，明白十二经阴阳表里之间的关系及掌握病情的寒热虚实，才能正确地施术治疗，达到补泻调治的目的。

《图注难经》注本难说："手三阳从手至头，针芒（尖）从外往上为随，针芒从内往下为迎；足三阳从头至足，针芒从内往下为随，针芒从外往上为迎；足三阴从足至腹，针芒从外往上为随，针芒从内往下为迎；手三阴从胸至手，针芒从内往下为随，针芒从外往上为迎。"

第七十三难

论刺井泻荣法

【原文】七十三难曰：诸井者，肌肉浅薄，气少不足使也，刺之奈何？

然，诸井者，木也；荣者，火也。火者，木之子，当刺井者，以荣泻之。故经言补者不可以为泻，泻者不可以为补，此之谓也。

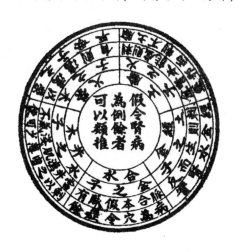

七十三难刺井泻荣之图

【语译】七十三难说：各个井穴都在手足指（趾）端，此处肌肉浅薄，经气微少不便使用针刺手法，需针刺治疗时应该采取什么方法呢？

五脏阴经各个井穴，五行都是属木；各个荣穴，五行都是属火。火，是木之子，应当针刺泻井穴的，可以改用其荣穴施行泻法。所以医经上讲，当补的不可以用泻法，当泻的不可以用补法，此就是这个意思。

【按语】因为井穴位于皮肉浅薄之处，而经气藏于皮肉之内，则气较为微少，不便使用针刺手法。在实热证需要泻井穴时，本难指出，可以根据"实者泻其子"的原则，改用荣穴来代替。关于子母补泻的方法，可以从十二经所属脏腑的五行关系，或从本经井荣经腧合的五行关系。本难专从本经而言，又只谈"泻井"。明代汪机在《针灸问对》中说："此者为泻井者言也，若当补井，则心补其合。"因此有"泻井须泻荣，补井当补合"的说法。

至于本难"诸井者，肌肉浅薄，气少不足使也"的井穴不便使用针刺手法，后世经实践，已有发展。临床上对于各种实证、热证、瘀血和经络瘀滞、疼痛等均可以应用三棱针刺络法，十二井（手）穴是重要针刺泻血穴位，点刺出血后，可取得通经活络、开窍泻热、消肿止痛的疗效。

"补者不可为泻，泻者不可为补"，是因为补泻各有所当，补泻反，则病就会更严重，而有虚虚实实病患的人，怎么可以不谨慎从事呢！

第七十四难

论四时五脏的针刺手法

【原文】七十四难曰：经言春刺井，夏刺荥，季夏刺腧，秋刺经，冬刺合者，何也？

然，春刺井者，邪在肝；夏刺荥者，邪在心；季夏刺腧者，邪在脾；秋刺经者，邪在肺；冬刺合者，邪在肾。

其肝、心、脾、肺、肾，而系于春、夏、秋、冬者，何也？

然，五脏一病，辄有五也。假令肝病，色青者肝也，臊臭者肝也，喜酸者肝也，喜呼者肝也，喜泣者肝也。其病众多，不可尽言也。四时有数，而并系于春夏秋冬者也。针之要妙，在于秋毫者也。

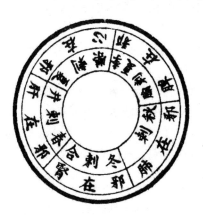

七十四难因时而刺之图

【语译】七十四难说：医经上讲，春季宜刺井穴，夏季宜刺荥穴，季夏宜刺腧穴，秋季宜刺经穴，冬季宜刺合穴，这是什么道理呢？

春天宜刺井穴（井五行属木，春主肝木，而应井，不是必春刺井，以其邪在肝），因为病邪在肝（刺井穴以除肝邪，恐怕肝木克脾土）。夏天宜刺荣穴（荣五行属火，夏主心火，而应荣），因为病邪在心（夏制荣以除心邪，恐怕火克金）。季夏宜刺腧穴（腧五行属木，夏季旺脾土，而应腧），因病邪在脾（季夏刺腧穴以除脾邪，恐土克水）。秋天宜刺经穴（经五行属金，秋主肺金，而应经），因病邪在肺（刺经以除肺邪，恐怕金克木）。冬天宜刺合穴（合五行属水，冬主肾水，而应合），因为病邪在肾（刺合穴以除肾邪，恐怕水克火）。

这样将五脏联系于春夏秋冬又是什么道理呢？

五脏中若有一脏发生病变，总是随其相应季节而有色、臭、味、声、液五方面的变化表现出来。假使肝脏发生疾病，面部呈现青色就是肝病的症状，有臊臭气的就是肝病的症状，喜食酸味的就是肝病的症状，常发出呼叫声的就是肝病的症状，时时流泪的就是肝病的症状。五脏疾病的症状众多，一时说不完。一年四季有一定数目的节气变化，而井荥腧经合一并联系于春夏秋冬的所属关系。针刺的重要和微妙之处，就在于掌握这些秋毫般细微的变化。

【按语】 本难所欲讲五脏的病如何与四时相应，而答辞只言病症，滑伯仁疑有缺误。

本难认为，井、荥、腧、经、合五腧穴，是与季节相联系的，针刺时要加以注意，其中的精微，不可忽视。

本难具体内容与《灵枢·本输》、《灵枢·四时气》、《素问·水热穴论》的说法有所区别，现择要列表对照如下：

	《难经·七十四难》	《灵枢·本输》	《灵枢·四时气》	《素问·水热穴论》
春	春刺井者，邪在肝	春取络脉诸荣，大筋分肉之间，甚者深取之，间者浅取之	春取经，血脉肉分之间，甚者深取之，间者浅刺之	春取络脉分肉间
夏	夏刺荣者，邪在心	夏取诸腧孙络肌肉皮肤之上	夏取盛经孙络，取分肉间，绝皮肤	夏取盛经分腠

续表

	《难经·七十四难》	《灵枢·本输》	《灵枢·四时气》	《素问·水热穴论》
秋	秋刺经者，邪在肺	秋取诸合，余如春法	秋取经腧，邪在腑，取之合	秋取经输
冬	冬刺合者，邪在肾	冬取诸井，诸腧之分，故深留之	冬取井荣，必深留之	冬取井荣

《灵枢·本输》所言，是讲四时变化规律，生长收藏，人的阴阳气血，随四时变化而浅深出入。《灵枢·四时气》所言，是讲是四时之气，各有所在，从内而外。四时出入有序，按四时出入的顺序，人气有其处所，病有其部位，五脏应五时之所宜。

《难经》讲述的是针刺的正确部位；《灵枢》等书讲述的是针刺的变通，所以不同。

第七十五难

论补水泻火的原则

【原文】七十五难曰：经言东方实，西方虚，泻南方，补北方，何谓也？

然，金木水火土，当更相平，东方木也，西方金也。木欲实，金当平之；火欲实，水当平之；土欲实，木当平之；金欲实，火当平之；水欲实，土当平之。东方者肝也，则知肝实；西方者肺也，则知肺虚。泻南方火，补北方水。南方火，火者木之子也；北方水，水者木之母也。水胜火，子能令母实，母能令子虚，故泻火补水，欲令金不得平木也。经曰：不能治其虚，何问其余。此之谓也。

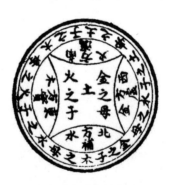

七十五难补水泻火图

【语译】七十五难说：医经上讲，东方属木所代表的肝脏实证偏盛，属金的西方所代表的肺脏偏虚，采取泻南方属火所代表的心脏，补北方属水所代表的肾脏的治法。这是什么道理呢？

五行金木水火土之间，应当互相制约，保持相对平衡，否则虚实见焉。东方属木，西方属金。如果木将要偏盛时，金就制约它；

火将要偏盛时，水就制约它；土将要偏盛时，木就制约它；金将要偏盛时，火就制约它；水将要偏盛时，土就制约它。东方代表肝，东方实就知道肝脏偏盛；西方代表肺，西方虚就知道肺脏偏虚。泻南方所代表的属火的心脏，补北方所代表的属水的肾脏。采取这种治法是因为南方属水，火论"子母相生"关系，是木之子；北方属水，水论"子母相生"关系，是木之母。论"五行相生相克"关系，水胜火，子能令母实，母能令子虚，所以泻南方心火和补北方肾水，目的是想使肺金能够恢复制约肝木的作用。医经上讲：不能掌握治疗虚证的法则，何必更问其余施治方法焉。就是这个意思。

【按语】本难根据五行生克关系，指出对肝实肺虚之证，要用泻心火补肾水的方法治疗。肝实肺虚，是一种"木实侮金"的反克表现。补北方肾水泻南方心就是益水制火。火为木之子，泻火能抑木，可夺肝（母）之实，又能减少其克金（肺）之力。水为金之子，补水可以制火，使火不能刑金，又能济金以资助肺，使金得以恢复制约木的能力。泻南补北法，即补水泻火的原则，可以说是对第六十九难"虚者补其母，实者泻其子"一说的补充。此例为心肝之火有余，而肺肾之阴不足的证候，不宜采用补益脾土这种治疗方法。

补水泻火的原则，重在补虚，五行之气，"皆可推而论之"，若使西方实东方虚，又当泻北方而补南方。

泻火一则以夺木之气，一则以去金之克；补水一则以益金之气，一则以制火之光，若补土只得助金的效果，这就是《难经》此论的妙处，一举两得。

193

第七十六难

论阴阳补泻

【原文】七十六难曰：何谓补泻？当补之时，何所取气？当泻之时，何所置气？

然，当补之时，从卫取气；当泻之时，从荣置气。其阳气不足，阴气有余，当先补其阳，而后泻其阴；阴气不足，阳气有余，当先补其阴，而后泻其阳。荣卫通行，此其要也。

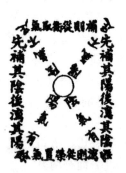

七十六难阴阳补泻之图

【语译】七十六难说：什么叫补泻？当采用补法的时候，从什么地方取气？当采用泻法的时候，从什么地方弃置气呢？

当采用补法的时候，从卫分取气；当采用泻法的时候，从荣分散弃气。患者阳气不足，阴气有余，应当先补他的阳气，然后再泻他的阴气。患者阴气不足，阳气有余，应当先补他的阴气，然后再泻他的阳气。使荣卫气血能够正常运行，是针刺补泻方法的重要原则。

【按语】中医学认为，卫为阳而主气，卫气先行皮肤，先充络脉，散布在浅表，起缠布周身，充肤热肉，淡渗毫毛的作用；荣气也称营气，行于经隧，处于深里，为阴而主血，由心至胞室，循行十二经脉。本难论述了荣卫补泻针刺的深浅部位和先补后泻的针刺步骤。第七十一难提出"刺荣无伤卫，刺卫无伤荣"，说明针刺候经气时对深浅度要心中有数，刺时有的放矢。本难讲了从卫取气和从荣弃置其气的方法和步骤。补泻应分清荣卫。

《医学入门》一书谈补泻时说："补则从卫取气，宜轻浅而针，从其卫气随之于后而济其虚也。泻则从荣弃置其气，宜重深而刺，取其荣气迎之于前而泻夺其实也。"后世医学家将其演变为："补法先浅后深，紧按慢提；泻法先深后浅，紧提慢按。"

第七十七难

论医疗技术高低的差别

【原文】七十七难曰：经言上工治未病，中工治已病者，何谓也？

然，所谓治未病者，见肝之病，则知肝当传之与脾，故先实其脾气，无令得受肝之邪也，故曰治未病焉。中工者，见肝之病，不晓相传，但一心治肝，故曰治已病也。

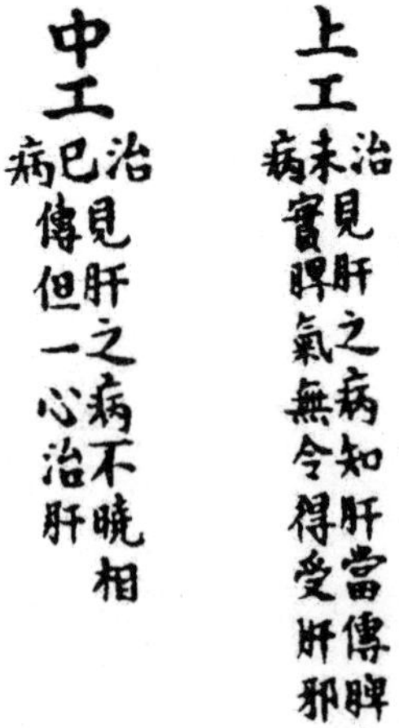

上工
治见肝之病知肝当传脾先
实脾气无令得受肝邪

中工
治已病见肝之病不晓相
传但一心治肝

七十七难上工中工治病之图

【语译】七十七难说：医经上讲，医术高超的医生能够预防尚未发生的疾病，中等技术的医生只能治疗已经发生的疾病，这是什么意思呢？

所说的治未病，是见肝有病，知道它要传脾，因此预先充实脾气，不让它受到肝病邪的侵害，这就是医术高超医生治未病的道理。中等不够精通医理的医生，见到肝有病，不知道肝能传脾的道理，只一味专治肝病，这就叫只治疗已经发生的疾病。

【按语】关于"上工"、"中工"解，见前第十三难。

"肝当传之于脾"，因为，肝属木，脾属土，肝病传脾是传其所胜，也就是肝木克脾土之意。上工先实脾，脾实就不受木克，则肝病不得传而可以治愈。中工不识五行衰旺传克之义，见肝病惟治已病的肝，不知实尚未病的脾。如肝郁患者，除见胁痛外，可伴有胃胀、食欲欠佳或大便失常的临床症状，中医认为是肝郁犯胃乘脾，即肝木克脾土。所以治疗上应疏肝健脾。

本难所论述的"肝当传之与脾"，是根据五行相乘的理论（见前第五十三难），以预测疾病的传变。这是对《内经》治未病思想的具体解释和运用。

《素问·四气调神大论》所讲"不治已病，治未病"，是让人们为适应大自然环境的变化，注意加强体格锻炼，以增强抗病能力，预防疾病。"治未病"对人体健康在治疗学上有积极意义。

197

第七十八难

论针刺的补泻手法

【原文】七十八难曰：针有补泻，何谓也？

然，补泻之法，非必呼吸出内针也。知为针者，信其左；不知为针者，信其右。当刺之时，必先以左手厌按[1]所针之处，弹而努之[2]，爪而下之[3]，其气之来，如动脉之状，顺针而刺之。得气，推而内之，是谓补；动而伸之[4]，是谓泻。不得气，乃与男外女内[5]，不得气，是谓十死不治也。

【注释】

〔1〕左手厌按：厌，压的意思。左手为押（压）手，按压穴位。

〔2〕弹而努之：努，怒张。手指轻弹皮肤后，皮肤气血贯注，脉络怒张。

〔3〕爪而下之：以左手拇指或食指的指甲掐在穴位上；右手持针，将针紧靠指甲缘刺入皮下。可以使该处皮肤感觉较迟，以减少进针时的痛感。此称爪切进针法。

〔4〕动而伸之：动，是将针摇动。伸，引气舒展外出。

〔5〕男外女内：外，浅部，指卫分。内，深部，指营分。

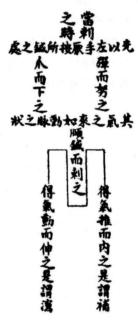

七十八难用针补泻图

【语译】七十八难说：针刺的手法有补有泻，是怎样进行操作的呢？补泻的针刺手法，不必以呼吸出纳作为行针的手法要求。懂针刺医术的人，是重视左手的作用的；不深知针刺医术的人，只信赖右手的作用。当针刺进针的时候，必须先用左手按压所要针刺穴位的所在之处，用手指轻弹皮肤使气血贯注脉络紧张，以左手爪甲稍用力向下掐切以宣导气行，经脉的气来时，好像动脉搏动的状态，使右手所持的针顺利刺入。待到得气，便把针推进而纳入深的部位，是所谓的补法；摇动针身而引气外出的，是所谓的泻法。假如针刺时未能得气，男子可以用浅提法在外卫分女子可用深插法在内营分候气，如果仍然不能得气，说明这是营卫之气衰竭难以治疗。

【按语】在《素问·离合真邪论》中有"吸则内针"，就是"吸气时进针，以得气为故"，当患者吸气时捻转针，以得气为目的，"候呼引针，呼尽乃去"。等到病人呼气的时候，慢慢地拔针，呼气尽时，针也就拔出来了。认为这样做，针下所聚的气就都出来了，所以叫"泻法"。"吸尽内针"，"候吸到针"，认为在病人吸气将尽时进针，等病人吸气时拔出针。而本难指出："非必呼吸出内针也。"

本难文中"其气之来，如动脉之状"，所说的"气"是未刺之前，左手所候的经气。"得气"中的气，是针刺后针下所感知的气。此二"气"，不可不辨。

第七十九难

论迎随补泻法

【原文】七十九难曰：经言迎而夺之，安得无虚？随而济之，安得无实？虚之与实，若得若失；实之与虚，若有若无。何谓也？

然，迎而夺之者，泻其子也；随而济之者，补其母也。假令心病，泻手心主腧，是谓迎而夺之者也；补手心主井，是谓随而济之者也。

所谓实之与虚者，牢濡之意也。气来实牢者为得，濡虚者为失，故曰若得若失也。

【语译】七十九难说：医经上讲，得气以针头逆其经气之所来强动而引气外出，怎么不使邪气得到宣泄由实转虚呢？以针头顺其经气之所往推而助之，怎么不使正气得到援助由虚转实呢？对实证施用泻法，患者会感觉正气充实若有所得，邪气衰退若有所失；对虚证施用补法，患者会感觉充实有气，软弱空虚的感觉没有了。这些应该怎么解释呢？

以针头逆其经气之所来强动而引气外出，泻法要在其子穴施术；以针头顺其经气之所往推而助之，补法要在其母穴施术。例如心脏发生病变，泻可取心包（火）经的输（土）穴大陵，这就是所说迎而夺之的泻法；补可取心胞（火）经的井（木）

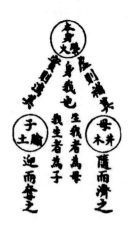

七十九难迎随补泻之图

穴中冲，这就是所说随而济之的补法。

所谓对虚证施行补法，是充实坚牢濡弱虚微的意思。气来充实坚牢的为得，气来濡弱虚微的为失，所以若得可泻，若失可补。

【按语】七十九难讲"虚者补其母，实者泻其子"的补泻方法。欲施补泻的方法，应当先候针下的经脉气血的牢濡，气来充实坚牢的可以泻；气来濡弱虚微可以补。若不明实牢虚濡，怎么能辨别其若得若失呢？

第八十难

论进针与出针

【原文】八十难曰：经言有见如入，有见如出者，何谓也？

然，所谓有见如入者，谓左手见气来至乃内针，针入见气尽乃出针，是谓有见如入，有见如出也。

【语译】八十难说：医经上讲"有见如入，有见如出"是什么意思？所谓有见如入，有见如出，就是说临床施术时先用左手按压穴位，指下显现经气来到的时候推针刺入，当针入后针刺部位产生经气感应，这种针下"针感"散尽后出针，就是所谓有见如入，有见如出的意思。

【按语】中医认为，针刺时用针的妙处在于"随气而散"，双手配合，协同进针。

医学家滑伯仁说：所谓"有见如入"下，当欠"有见如出"四字。据此，在语译时补作"所谓有见如入，有见如出"。

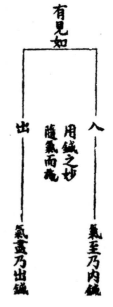

八十难出内针图

第八十一难

论误施补泻的后果

【原文】八十一难曰：经言无实实虚虚，损不足而益有余。是寸口脉耶？将病自有虚实耶？其损益奈何？

然，是病，非谓寸口脉也。谓病自有虚实也。假令肝实而肺虚，肝者木也，肺者金也，金木当更相平，当知金平木。假令肺实，故知肝虚，微少气。用针不补其肝，而反重实其肺，故曰实实虚虚，损不足而益有余。若此者中工之所害也。

八十一难反施补泻之图

【语译】八十一难说：医经上讲，不要补实泻虚，以致损害其不足而反补益其有余。这儿所谈的是寸口脉象的虚实呢，还是指疾病本身的虚实呢？它损害和补益的错误会造成怎样的后果呢？

这是指疾病本身的虚实，不是指寸口的脉象。指患者自身所有的虚实状况。假如肝实而肺虚的病证，因为肝五行属木，肺五行属金，金与木应当互相制约，就应该懂得采用补肺泻肝法，以使金能够平木。假如是肺实证，因此知道肝虚肝气微弱不足，用针刺治疗不补偏虚的肝，而反加重补益偏盛的肺，所以说错误地补实泻虚，以致损害了不足而补益了有余。要是这样就是医术不精良所造成的伤害。

【按语】中医治病之法，"以平为期，虚者补之，实者泻之，不足者益之，有余者损之。"若实证宜泻，而反施补；虚证宜补，而反施泻；本来就不足应补反损之；本来已经有余应损反补益，这都是错误的治疗，是违反治疗原则的。

医生在为患者诊治时，必须认真辨证，正确施治，防止造成不该有的伤害。